Il metodo clinico rivisitato
Lezioni e seminari di clinica medica

Giovanni Danieli · Giovanni Pomponio

Il metodo clinico rivisitato

Lezioni e seminari di clinica medica

Con la collaborazione di
Lara Ghattas
e di
Fabio Mascella, Alessandra Pierfederici,
Loris Pietracci, Daniela Tirotta

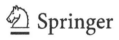 Springer

GIOVANNI DANIELI
Università Politecnica
delle Marche
Ancona

GIOVANNI POMPONIO
Clinica Medica
Ospedali Riuniti di Ancona
Ancona

Con la collaborazione di Lara Ghattas
e di Fabio Mascella, Alessandra Pierfederici, Loris Pietracci, Daniela Tirotta

In copertina: Il Dr. Giovanni Pomarico, medico primario a Lecce ai primi del novecento, allievo prediletto di Augusto Murri e autore di numerose pubblicazioni sul metodo clinico
(*per gentile concessione della Società Editrice Esculapio*)

ISBN 10   88-470-0452-7
ISBN 13   978-88-470-0452-8

Springer-Verlag fa parte di Springer Science+Business Media

springer.com
© Springer Italia 2006
Stampato in Italia

Layout copertina: Simona Colombo, Milano
Impaginazione: Graphostudio, Milano
Stampa: Grafiche Porpora, Cernusco S/N (MI)

Prefazione

Insegnare la Medicina Interna ai medici di oggi e di domani conduce necessariamente docenti e discenti a confrontarsi con le innovazioni metodologiche che la *Medicina basata sulle evidenze* (*Evidence-Based Medicine*, EBM) e lo sviluppo degli strumenti della *clinical governance* hanno introdotto nel processo decisionale clinico; consensualmente l'insegnamento della Clinica Medica può essere proficuamente svolto realizzando una sintesi tra il tradizionale *clinical problem solving* e l'innovazione proposta dall'EBM.

Nella nostra sede l'insegnamento si è articolato in Lezioni e Seminari; le lezioni si aprono tutte sullo scenario clinico, nel quale trovano naturale collocazione le tappe del metodo clinico, l'osservazione accurata, la valutazione critica dei dati, il ragionamento clinico, integrato con la tecnica dell'EBM; i Seminari sono invece dedicati ad approfondimenti che forniscono una guida all'approccio pratico a problemi clinici di alta prevalenza nelle realtà internistiche ospedaliere e del territorio.

Abbiamo dato all'opera un taglio essenziale, presentando le informazioni prevalentemente in forma di tabelle o di alberi decisionali, mantenendo una rigorosa aderenza alla letteratura internazionale di migliore qualità, criticamente filtrata e valutata e concludendo con la formulazione di raccomandazioni per la pratica clinica.

Il testo è strutturato in undici moduli didattici, che si sviluppano secondo la sequenza tipica del *clinical problem solving* rivisto alla luce del metodo EBM: presentazione del caso, individuazione del problema, formulazione e verifica delle ipotesi, formulazione di quesiti clinici e di *background*, confronto con la letteratura internazionale, risposta ai quesiti, applicazione al caso clinico, raccomandazioni per la pratica, *case management*. Ad essi sono collegati otto approfondimenti che sono strutturati come *compendi delle evidenze* (*Evidence Compendia*, sullo stile di *Clinical Evidence*), nei quali si risponde ad una serie di quesiti di background relativi a patologie complesse, ad alta prevalenza e di notevole interesse per l'internista ospedaliero e del territorio.

Il volume è dedicato agli studenti in medicina che vivono questo entusia-
smante momento di iniziazione alla professione medica, ma sarà utile a tutti
coloro che esercitano la pratica della medicina ponendo al centro del procedimento diagnostico-terapeutico l'uomo con la sua malattia.

Giovanni Danieli
Giovanni Pomponio

Indice

SEMINARI

Lezioni

Capitolo 1

Artrite simmetrica aggiuntiva a carico di piccole e grandi articolazioni, astenia e dimagrimento in una persona portatrice di nodulo tiroideo ed epatopatia cronica

Contiene informazioni su: approccio clinico alla patologia artritica, epatopatia cronica, crioglobulinemia

1. Scenario clinico

La persona osservata è una donna di 74 anni che presenta da 20 anni storia di epatopatia cronica (riscontro di ipertransaminasemia fluttuante); lamenta da 3 anni artralgie con alcuni episodi di artrite a carico di mani, polsi, piedi, ginocchia, spalle; infine, negli ultimi mesi avverte astenia ed osserva calo ponderale.

Obiettivamente sono presenti:
- mani " quadrate", con noduli di Heberden e Bouchard
- sinovite a carico delle articolazioni metacarpofalangee e interfalangee prossimali bilateralmente del I, II e III dito
- sinovite del polso
- edema delle caviglie, spiccata dolorabilità a livello delle metatarso falangee; alluce valgo, versamento ginocchio sinistro
- lesioni ipercromiche arti inferiori (esiti di porpora? segni di insufficienza venosa?)
- nodulo al lobo destro tiroideo di circa 1 cm, consistenza dura
- epatosplenomegalia, presenza di circoli collaterali venosi della parete addominale.

Dalle informazioni raccolte emerge una storia di reumatismo che perdura ormai da tre anni. Per definirne esattamente la natura sono necessarie alcune informazioni, ad esempio come distinguere una mano artritica da una artrosica. (**Quesito di background n. 1**) e quali sono i sintomi e i segni che guidano la diagnosi nei soggetti con artrite (**Quesito di background n. 2**).

QUESITO DI BACKGROUND N. 1

Come distinguere clinicamente una mano artritica da una mano artrosica?

Artrite	Artrosi
Rubor, tumor, calor, dolor, functio lesa	Non segni di infiammazione
Dolore maggiore a riposo	Dolore che peggiora con l'attività
Rigidità mattutina > 1 h	Rigidità mattutina < 30 min
Tumefazione MetaCarpoFalangea (MCF), deviazione ulnare, deformazioni a bottoniera o a collo di cigno (Artrite Reumatoide, AR); dito a salsicciotto (a. psoriasica, a. reattiva)	Mano quadrata, noduli di Heberden (InterFalangee Distali, IFD) e Bouchard (InterFalangee Prossimali, IFP)

QUESITO DI BACKGROUND N. 2

Quali sono i sintomi e i segni che guidano la diagnosi clinica nei soggetti con artrite?

1. *Modalità di esordio:*
   improvvisa (gotta, condrocalcinosi, artrite settica, emartro)
   graduale (artrite reumatoide, psoriasica, reattiva)
2. *Durata dell'artrite:*
   l'artrite si definisce cronica se presente da più di sei settimane
3. *Caratteristiche dell'artrite:*
   - simmetrica/asimmetrica
   - flussionaria/aggiuntiva (in base o meno alla risoluzione con *restitutio ad integrum*)
   - fissa/migrante
4. *Numero di articolazioni interessate:*
   monoartrite – oligoartrite – poliartrite
5. *Tipo di articolazioni interessate:*
   piccole – grandi – assiali
      (si hanno spondiliti sieronegative in corso di artrite psoriasica, reattiva, entero-
      patica, spondilite anchilosante)
6. *Reumatismi extra-articolari:*
   tendinite achillea, fascite plantare, borsiti, entesiti (artrite psoriasica, reattiva, spondilite anchilosante)
7. *Storia di traumatismi*
8. *Presenza di lesioni cutanee:*
   - lesioni ipercheratosiche, onicopatia: artrite psoriasica
   - cheratoderma blenorragico: s. di Reiter
   - eritema marginato: reumatismo articolare acuto
   - eritema migrante: malattia di Lyme
   - tofi: gotta
   - noduli reumatoidi: artrite reumatoide
   - vascolite cutanea: artrite reumatoide, connetttivite

9. *Disturbi minzionali o infiammazioni genitali* (artriti reattive)
10. *Irregolarità dell'alvo, calo ponderale*
    (artriti reattive a infezioni intestinali – *Yersinia, Shigella, Campylobacter*-
    artriti enteropatiche – Crohn, Colite Ulcerosa (CU), Whipple, bypass intestinale)
11. *Storia di infezioni* (artriti reattive)
12. *Storia di aftosi orale* (s. di Behçet, artriti enteropatiche)
13. *Sindrome sicca* (connettiviti: s. di Sjogren)

2. Individuazione del problema clinico

Il colloquio, l' osservazione fisica, le risposte ai quesiti permettono di esprimere in questi termini il problema clinico:

Artrite simmetrica aggiuntiva a carico di piccole e grandi articolazioni, astenia e dimagramento in una persona portatrice di nodulo tiroideo ed epatopatia cronica

3. Formulazione delle ipotesi

Colpisce nella storia la presenza di una epatopatia cronica che precede e poi accompagna le manifestazioni articolari. Prima di formulare le ipotesi diagnostiche sembra opportuno cercare risposta ad alcuni quesiti, quali sono le cause di epatopatia cronica (**Quesito di background n.3**), quale l'epidemiologia delle epatopatie autoimmuni (**Quesito di background n.4**), e quali le manifestazioni articolari che si accompagnano ad esse (**Quesito di background n.5**).

Quesito di background n. 3

Quali sono le cause di epatopatia cronica?

1. Epatiti croniche virali HBV – HCV - HDV (delta) - HGV
2. Epatite cronica da farmaci
3. Epatiti croniche autoimmuni
4. Epatopatia alcolica
5. Malattie ereditarie/metaboliche: emocromatosi - m. di Wilson - deficit di alfa1 antitripsina
6. Malattie granulomatose - sarcoidosi - TBC

QUESITO DI BACKGROUND N. 4

Qual è l'epidemiologia delle epatopatie autoimmuni?

1. *Cirrosi biliare primitiva/colangite autoimmune:*
   Patologia rara con una incidenza di 2-22 casi per milione per anno. Affligge tipicamente donne di mezza età, con età mediana di esordio di 50 anni.

2. *Colangite sclerosante:*
   Meno comune della cirrosi biliare primitiva; a predominanza maschile
   (M/F=2/1); età mediana di esordio 40 anni; comunemente associata con malattie
   infiammatorie croniche intestinali.

3. *Epatite autoimmune:*
   Possono esserne affetti pazienti di tutte le età; in prevalenza donne (M/F=1/3);
   incidenza 19 casi per milione per anno.

QUESITO DI BACKGROUND N. 5

Quali sono le epatopatie che possono accompagnarsi a manifestazioni articolari?

1. *Epatopatie autoimmuni*
   a. epatite autoimmune
   b. cirrosi biliare primitiva
   c. colangite sclerosante

2. *Epatiti virali (meccanismo immunomediato)*
   a. HBV (acuta/cronica)
   b. HCV (acuta/cronica)
   c. EBV (acuta)
   d. CMV (acuta)

3. *Emocromatosi (condrocalcinosi, artrosi precoce)*

4. *Neoplasie epatiche*

Applichiamo le informazioni ottenute nei quesiti di background

- l'anamnesi personale e familiare negativa per psoriasi, l'assenza di lesioni cutanee o di onicopatia rende molto bassa la probabilità di un'artrite psoriasica nella persona esaminata
- la localizzazione poliarticolare e l'assenza di interessamento assiale, così come quella di una sintomatologia intestinale o urinaria, rendono molto bassa la probabilità che si tratti di una artrite reattiva o enteropatica
- la persona assistita non riferisce l'assunzione di alcun farmaco che possa giustificare l'epatopatia, quindi la probabilità di epatite da farmaci è molto bassa.

Conseguentemente, applicando le notizie raccolte, le ipotesi diagnostiche più probabili nel nostro caso sono:

A. Epatite virale cronica complicata da manifestazioni immunologiche (crioglobulinemia) (Tabella 1)
B. Artrite reumatoide ad esordio senile (Tabella 2)
C. Epatopatia autoimmune (cirrosi biliare primitiva, epatite autoimmune) (Tabelle 3, 4)
D. Malattia granulomatosa (sarcoidosi, TBC) (Tabelle 5, 6)
E. Emocromatosi (Tabella 7)
F. Sindrome paraneoplastica (neoplasia tiroidea, neoplasia epatica) (Tabelle 8, 9)

4. Verifica delle ipotesi

Le ipotesi formulate sono sottoposte a verifica con gli accertamenti di laboratorio e le indagini strumentali essenziali e necessarie. La verifica è finalizzata a respingere le ipotesi non corrette; l'ipotesi che resiste ad ogni tentativo di confutazione è quella più plausibile.

Nelle tabelle che seguono viene descritto il procedimento seguito. la logica utilizzata è stata quella del "se...allora....": se la premessa è corretta, allora il test deve fornire il risultato atteso.

Tabella 1. Epatite virale cronica associata a crioglobulinemia

Test	Risultati attesi	Implicazioni cliniche
HbsAg	Positivo	La positività di HBsAg indica
Ab anti HBs	Negativo	infezione cronica o portatore sano
HBeAg	Positivo o negativo	La presenza di replicazione virale è indicata
Ab antiHBe	Positivo o negativo	dalla positività di HBeAg tranne
Hepatitis B Virus (HBV)-DNA	Positivo o negativo	in un 10% di mutanti in cui è presente l'Ab antiHBe con HBV-DNA +
Ac anti-HCV	Positivi	Diagnosi di infezione cronica da Hepatis C
HCV-RNA	Positivo o negativo	Virus (HCV)
Crioglobulinemia	Positivo	Test diagnostico per la crioglobulinemia
Dosaggio frazioni C3, C4 del complemento	Ridotte	Indicativo di attivazione della cascata complementare in corso di crioglobulinemia
Biopsia epatica	Score Metavir	Utile al fine di impostare la terapia e predire la prognosi

Il risultato della biopsia epatica viene valutato in base ad un punteggio, lo score Metavir (**Quesito di background n.6**).

QUESITO DI BACKGROUND N.6

Cosa esprime lo score Metavir?

Lo score Metavir valuta due elementi, l'attività infiammatoria epatica designata A ed espressa con un numero da 0 a 3, e il grado di fibrosi designato F e graduato da 0 a 4.

Stadio di fibrosi	Grado di attività
F0: assenza di fibrosi	A0: assenza di attività
F1: fibrosi portale	A1: attività minima
F2: alcuni setti	A2: attività moderata
F3: numerosi setti	A3: attività severa
F4: cirrosi	

Questa classificazione indirizza la scelta terapeutica e contribuisce al giudizio prognostico

---

Tabella 2. Artrite reumatoide ad esordio senile

Test	Risultati attesi	Implicazioni cliniche
Indici biologici di flogosi: (Velocità di Eritrosedimentazione (VES), proteina C reattiva (PCR), α2-globuline	Elevati	Indicano la natura e l'attività infiammatoria dell'artropatia
Fattore reumatoide	Positivo nell'80% dei casi	A favore ma non indispensabile per la diagnosi di artrite reumatoide. Non specifici
Ac anti-peptidi citrullinati	Positivo	In un paziente con artrite all'esordio predicono l'evoluzione in una forma cronica erosiva
Rx mani e polsi	Erosioni e osteoporosi iuxta-articolare	Utile per la diagnosi delle artropatie e per il *follow-up* del danno articolare

Tabella 3. Cirrosi biliare primitiva

Test	Risultati attesi	Implicazioni cliniche
Indici di colestasi	Elevati	Solitamente la manifestazione più precoce e tipica della malattia
Ac antimitocondrio	Presenti a titolo >1:80 nel 90% dei casi	Dato sierologico maggiormente sensibile e specifico
Immunodiffusione radiale	Aumento policlonale delle IgM nel 90% dei casi	Sensibile ma non specifico
Ac anti-muscolo liscio	Presenti nel 66% dei casi	Considerare diagnosi differenziali
Ac anti-nucleo	Presenti nel 35% dei casi	Considerare diagnosi differenziali
Agobiopsia epatica	Epatite portale con distruzione granulomatosa e/o proliferazione dei dotti biliari	*Gold standard* diagnostico

Tabella 4. Epatite autoimmune

Test	Risultati attesi	Implicazioni cliniche
Ac anti-muscolo liscio	Presente	Suggestivo per la diagnosi
Ac anti-nucleo	Presente	Suggestivo per la diagnosi
Ac anti-LKM1 *(Liver-Kidney-Microsomal)*	Presente	Suggestivo per la diagnosi
Ac anti-SLA *(Soluble Liver Antigen)*	Presente	Suggestivo per la diagnosi
Immunodiffusione radiale	Aumento policlonale delle IgG nel 90% dei casi	Di frequente riscontro ma aspecifico
Agobiopsia epatica	*Interface hepatitis*: espansione dello spazio portale da parte di infiltrato mononucleato *Piecemeal necrosis*	Suggestivo per la diagnosi e per la stadiazione

Tabella 5. Sarcoidosi

Test	Risultati attesi	Implicazioni cliniche
Rx torace Eco addome TC torace	Linfoadenomegalie profonde Interstiziopatia polmonare	Ricerca delle localizzazioni extra epatiche della malattia

a) Intradermoreazione
b) Livelli sierici di ACE
 	
c) Calciuria 24h
d) Scintigrafia con Gallio
 	
e) Lavaggio broncoalveolare
(BAL)
	a) Anergia cutanea
	b) Elevati nei 2/3 dei casi
	   (5% falsi positivi)
	c) Ipercalciuria
	d) Iperaccumuli scintigrafici
	   nelle sedi tipiche (polmone,
	   fegato, milza, parotidi,
	   linfonodi ilari e pelvici)
	e) Predominanza di linfociti
	   (normale < 20%),
	   con prevalenza di CD4
		Test diagnostici complemen-
		tari, utili nella valutazione
		dell'attivitò di malattia

Biopsia polmonare (o di altre sedi coinvolte, ad eccezione dei linfonodi laterocervicali e del fegato)	Riscontro istologico di tipici granulomi non caseosi	Necessaria ma non sufficiente; la diagnosi deriva dalla com- binazione di reperti clinici, ra- diologici ed istologici. Questi ultimi non sono così specifici (presenti anche in infezioni e neoplasie) da consentire di per sé la diagnosi

Tabella 6. Infezione tubercolare

Test	Risultati attesi	Implicazioni cliniche
Tine test	Positivo	Indica pregresso contatto con il bacillo di Koch
Rx torace TC torace	Riscontro di interessamento polmonare Linfoadenomegalie (calcifiche)	L'interessamento polmonare in corso di TBC è molto più frequente di quello epatico clinicamente manifesto
Ricerca microscopica e colturale del bacillo di Koch nei liquidi biologici	Presenza di bacilli acido-alcolresistenti Positività dell'esame colturale	Necessario per confermare la diagnosi ed indirizzare la terapia

Tabella 7. Emocromatosi

Test	Risultati attesi	Implicazioni cliniche
Ferritina	Elevata (in genere 900-6000 ng/ml)	Test di *screening* per l'emocromatosi, se normale esclude la diagnosi
Saturazione della transferrina	Compresa tra 50 e 100%, in genere > 70 %	Test di *screening* per l'emocromatosi, se normale esclude la diagnosi
Ricerca mutazione del gene HFE	Omozigosi C282Y Doppia eterozigosi H63D/ C282Y	Sono le mutazioni più frequenti nei pazienti con fenotipo di emocromatosi. Esistono tuttavia altre mutazioni in grado di determinare la malattia
Determinazione del peso secco del ferro epatico su biopsia	Solitamente > 1,9 µmol/g/anno	Non indispensabile alla diagnosi, ma utile per confermarla in caso di negatività della ricerca delle mutazioni note. Buon predittore dello sviluppo di fibrosi

Tabella 8. Sindrome paraneoplastica: neoplasia tiroidea

Test	Risultati attesi	Implicazioni cliniche
Ecografia tiroidea	Nodulo/i parenchimale/i	Comporta sempre la necessità di esame citologico
Agoaspirato ecoguidato	Citologia maligna o sospetta	Comporta l'indicazione all'eradicazione chirurgica

Tabella 9. Sindrome paraneoplastica: neoplasia epatica

Test	Risultati attesi	Implicazioni cliniche
alfa-fetoproteina	Valori elevati (> x10)	Utilizzato come test di *screening* nei pazienti ad alto rischio. Non completamente sensibile né specifico, altamente suggestivo per epatocarcinoma se > 400ng/ml
Ecografia epatica	Nodulo/i parenchimale/i	Utilizzato in associazione al dosaggio dell'alfa-fetoproteina come test di *screening*. Poco sensibile per le lesioni di piccole dimensioni

5. Risultati degli esami eseguiti

Esami eseguiti nell'ipotesi di epatite virale complicata da crioglobulinemia
- markers virali: Ac anti HCV +, HCV-RNA +, HBsAg -, Ac anti HBs+
- fattore reumatoide: positivo, 697UI/ml
- crioglobuline: presenti
- dosaggio complemento: nella norma
- biopsia epatica: epatite moderata, METAVIR A2F2

⇨ *L'eziologia virale dell'epatopatia è confermata (pregressa epatite B, epatite C cronica) così come la produzione di crioglobuline ad essa associata*

Esami eseguiti nell'ipotesi di artrite reumatoide ad esordio senile
- sindrome biologica da flogosi: VES=57, PCR=4,3, alfa2 globuline nella norma
- fattore reumatoide: positivo, 697 UI/ml
- rx mani e polsi: lesioni di tipo misto con componente degenerativa e infiammatoria artritica erosiva
- anticorpi antipeptidi citrullinati: assenti

⇨ *L'ipotesi di artrite reumatoide rimane plausibile*

Il riconoscimento della malattia si basa essenzialmente sui segni clinici di presentazione: artrite cronica simmetrica aggiuntiva, soprattutto a carico delle piccole articolazioni di mani e piedi, associata a rigidità mattutina e, talvolta, a nodulosi iuxta-articolare. La conferma diagnostica viene fornita dalla sierologia immunologia, dalle tecniche di immagine, dal follow-up clinico.

Deve essere tuttavia osservato che su 100 soggetti positivi per il fattore reumatoide solo 20 sono portatori di artrite reumatoide; dobbiamo quindi conoscere e considerare tutte le altre condizioni che si accompagnano a tale positività (**Quesito di background n.7**).

QUESITO DI BACKGROUND N.7

Quali sono le condizioni che si associano a positività del fattore reumatoide e con quale prevalenza?

Situazione clinica	Prevalenza F.R.
Popolazione normale	4%*
Malattie del tessuto connettivo	
Artrite reumatoide	70-80%
S. di Sjogren	75-100%
AR + s. sicca	100%
LES	20-40%
Sclerosi sistemica	5-10%
Poliarterite nodosa	0-5%
Dermatomiosite	0-5%
Infezioni croniche	
Sifilide	50%
Lebbra	50%
Endocardite	25%
TBC polmonare	5-20%
Altre patologie	
Epatopatie autoimmuni	
Sarcoidosi	
Paraproteinemia	
Crioglobulinemia	100%

*aumenta nelle famiglie dei pazienti con AR e negli anziani

Lo studio con tecniche di immagine può risultare di grande utilità per la diagnosi di artrite reumatoide se si conoscono le caratteristiche dei quadri radiologici (**Quesito di background n.8**) ed il significato delle erosioni articolari (**Quesito di background n.9**).

QUESITO DI BACKGROUND N. 8

Quali sono le caratteristiche dei quadri radiologici di artropatia degenerativa o infiammatoria?

Reperti radiologici da ricercare in corso di artrosi
  - riduzione della rima articolare
  - sclerosi subcondrale
  - osteofitosi
  - cisti marginali

Reperti da ricercare in corso di artrite
iniziale:
  - tumefazione delle parti molli
  - osteoporosi iuxta-articolare
  - riduzione rima articolare

  tardiva:
  - erosioni marginali
  - sublussazione articolare
  - distruzione dei capi articolari

QUESITO DI BACKGROUND N. 9

Quali sono le forme di artrite che producono erosioni articolari evidenziabili radiograficamente?

Artriti erosive
  - artrite reumatoide
  - artrite cronica giovanile
  - spondilite anchilosante
  - artrite psoriasica
  - gotta
  - osteoartrosi infiammatoria erosiva

Non sono invece erosive
  - artriti settiche
  - artriti reattive
  - artriti enteropatiche
  - artrite del LES
  - artrite del Sjogren
  - artrite della polimialgia reumatica
  - artrite della crioglobulinemia
  - artrite del Behçet
  - artrite della m. di Lyme

Sempre nell'ambito diagnostico possiamo domandarci quale valore attribuire alla positività degli anticorpi antipeptidi citrullinati? (**Quesito diagnostico di foreground n.1**).

QUESITO DIAGNOSTICO DI FOREGROUND N. 1

In un soggetto affetto da artrite cronica, la positività degli anticorpi anti-peptidi citrullinati, conferma la diagnosi di artrite reumatoide?

La determinazione di questi anticorpi, nei soggetti affetti da artrite non differenziata, ha mostrato una specificità pari al 97% e un valore predittivo positivo pari al 97% nell'individuare i pazienti che evolveranno verso la diagnosi di artrite reumatoide [1]. Pertanto, nel paziente in cui si sospetta un'artrite reumatoide, il risultato positivo di questo esame aiuta a confermare la diagnosi.

La positività sierica per questi anticorpi è inoltre un marcatore di aggressività del processo artritico [2].

Il dosaggio degli anticorpi anti-peptidi citrullinati perciò, oltre a rappresentare un importante ausilio diagnostico, fornisce anche utili informazioni prognostiche, individuando quei pazienti che presenteranno una variante dell'artrite reumatoide ad impronta tendenzialmente più aggressiva.

1. van Gaalen FA, Linn-Rasker SP, Van Venrooij WJ et al (2004) Autoantibodies to cyclic citrullinated peptides predict progression to rheumatoid arthritis in patients with undifferentiated arthritis: a prospective cohort study. Arthr Rheum 50(3):709-715
2. Bas S, Genevay S, Meyer O et al (2003) Anti-cyclic citrullinated peptide antibodies, IgM and IgA rheumatoid factors in the diagnosis and prognosis of rheumatoid arthritis. Rheumatology (Oxford) 42:677-680

Esami eseguiti nell'ipotesi di epatopatia autoimmune
  - indici di colestasi nella norma
  - sierologia autoimmunitaria: negativa
  - immunodiffusione radiale: ipergammaglobulinemia con IgG=2g/l; aspetto policlonale all'elettroforesi sieroproteica, immunofissazione mostrante un modesto ispessimento monoclonale
  - agobiopsia: quadro di epatite moderata
⇨ *Risultati insufficienti per confermare la diagnosi di epatopatia autoimmune*

Esami eseguiti nell'ipotesi di malattie granulomatose sistemiche
  - rx torace: modesto ispessimento della trama broncointerstiziale come da broncopatia cronica. Morfovolumetria cardiomediastinica nella norma
  - eco addome: epatomegalia ad ecostruttura disomogenea in assenza di lesioni focali. Nella norma i restanti reperti

- tine test: negativo
- ricerca bacillo di Koch: negativa

⇨ *Ipotesi diagnostica di malattia granulomatosa non confermata dai dati in nostro possesso. Alla luce della negatività di questi risultati non sono state eseguite indagini più approfondite*

Esami eseguiti nell'ipotesi di emocromatosi
- ferritina: 250ng/ml
- saturazione transferrina: 23%

⇨ *I risultati dei test di screening rendono estremamente bassa la probabilità di una emocromatosi, per cui non si è proceduto agli esami di secondo livello*

Esami eseguiti nell'ipotesi di sindrome paraneoplastica
- alfa-fetoproteina nella norma
- non lesioni focali epatiche all'ecografia
- agoaspirato tiroideo: tireociti e colloide

⇨ *Ipotesi diagnostica di sindrome paraneoplastica non confermata dai dati in nostro possesso*

6. Definizione della diagnosi

Sulla base dei dati in nostro possesso (storia di ipertransaminasemia fluttuante, positività degli anticorpi anti-HCV e delle crioglobuline) si può affermare che la persona da noi assistita è affetta da epatopatia cronica HCV correlata, con crioglobulinemia associata. Per quanto riguarda l'artropatia, i dati rilevanti in nostro possesso non sono suggestivi di una forma reumatoide; tuttavia il quadro clinico (episodi ricorrenti di artrite, obiettività articolare deponente per malattia artrosica), laboratoristico (sindrome biologica da flogosi, positività del fattore reumatoide) e strumentale (quadro radiologico di erosioni articolari), è compatibile anche con interessamento articolare in corso di crioglobulinemia HCV correlata, in una persona con osteoartrosi erosiva.

Per completare la definizione diagnostica e per avere maggiori criteri per confermare l'esistenza di una epatite cronica da pregressa esposizione ad HCV e di una associata poliartrite crioglobulemica ci poniamo altri quesiti; tra questi quali siano le principali manifestazioni extra-epatiche dell'infezione da HCV (**Quesito di background n.10**) e quali le caratteristiche delle crioglobulinemie (**Quesiti di background n.11-13**).

QUESITO DI BACKGROUND N. 10

Quali manifestazioni extraepatiche si possono associare all'infezione da HCV?

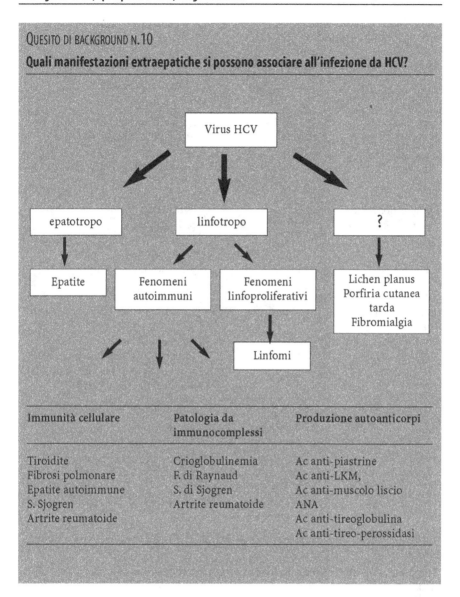

Immunità cellulare	Patologia da immunocomplessi	Produzione autoanticorpi
Tiroidite	Crioglobulinemia	Ac anti-piastrine
Fibrosi polmonare	F. di Raynaud	Ac anti-LKM,
Epatite autoimmune	S. di Sjogren	Ac anti-muscolo liscio
S. Sjogren	Artrite reumatoide	ANA
Artrite reumatoide		Ac anti-tireoglobulina
		Ac anti-tireo-perossidasi

QUESITO DI BACKGROUND N.11

Qual è la classificazione delle crioglobulinemie?

Test	Risultati attesi	Implicazioni cliniche
I Ig monoclonali	IgG, IgM, IgA o proteine di Bence-Jones	- Mieloma multiplo - Macroglobulinemia di Waldenstrom - Leucemia Linfatica Cronica (LLC)
II Ig monoclonali ad attività reumatoide + Ig policlonali	IgM-IgG IgA-IgG	- Artrite reumatoide - S. di Sjogren - Crioglobulinemia mista essenziale (HCV correlata) - Malattie linfoproliferative

III
Ig policlonali
ad attività reumatoide
+ Ig policlonali
	Qualsiasi classe	- Lupus Eritematoso Sistemico
		  (LES)
		- Artrite reumatoide
		- Infezioni (citomegalovirus (CMV),
		  virus di Epstein Barr (EBV))
		- Vascoliti associate ad HBV
		- Endocardite infettiva
		- Kala-azar
		- Lebbra
		- Cirrosi biliare primitiva
		- Nefrite post-streptococcica

QUESITO DI BACKGROUND N.12

Come si può definire ed inquadrare da un punto di vista nosografico la crioglobulinemia mista?

La crioglobulinemia mista è una malattia sistemica ad andamento cronico con lesioni vascolitiche a carico della cute e degli organi interni, secondarie alla deposizione di complemento e di immunocomplessi circolanti che precipitano al freddo.

La crioglobulinemia mista può essere considerata:
- una vascolite sistemica a carico dei vasi di medio e piccolo calibro;
- una malattia linfoproliferativa ad andamento "benigno", per l'espansione delle popolazioni di linfociti B presenti in circolo e nei tessuti (MGUS?, *smouldering* immunocitoma?)

QUESITO DI BACKGROUND N. 13

Quali sono le manifestazioni cliniche in corso di crioglobulinemia?

- astenia   ⎫
- artrite   ⎬   Triade di Meltzer-Franklin
- porpora   ⎭
- vascolite cutanea leucocitoclasica
- neuropatia periferica
- glomerulonefrite membranoproliferativa
- fenomeno di Raynaud

La soluzione dei quesiti di background 10-13 ci permette di inquadrare l'artropatia presente nella nostra paziente nell'ambito di un interessamento articolare in caso di crioglobulinemia.

7. Scelta della terapia

Stabilita la diagnosi è il momento di definire la strategia terapeutica basandosi sulle proprie conoscenze, ma anche ricercando in rete i risultati ottenuti dalla ricerca clinica randomizzata e correttamente condotta. Le domande che ci poniamo sono riportate nelle due tabelle che seguono (**Quesito di background n.14 , Quesito terapeutico di foreground n. 2**).

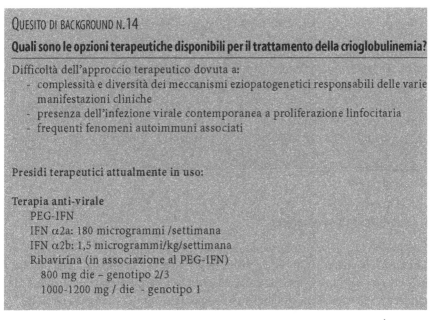

QUESITO DI BACKGROUND N. 14

Quali sono le opzioni terapeutiche disponibili per il trattamento della crioglobulinemia?

Difficoltà dell'approccio terapeutico dovuta a:
- complessità e diversità dei meccanismi eziopatogenetici responsabili delle varie manifestazioni cliniche
- presenza dell'infezione virale contemporanea a proliferazione linfocitaria
- frequenti fenomeni autoimmuni associati

Presidi terapeutici attualmente in uso:

Terapia anti-virale
  PEG-IFN
  IFN α2a: 180 microgrammi /settimana
  IFN α2b: 1,5 microgrammi/kg/settimana
  Ribavirina (in associazione al PEG-IFN)
    800 mg die – genotipo 2/3
    1000-1200 mg / die - genotipo 1

continua →

continua QUESITO DI BACKGROUND N.14

Durata
    genotipo 2/3: 6 mesi
    genotipo 1 : 1 anno se risposta a 3 e 6 mesi

Razionale
    -attività anti-virale
    -attività anti-infiammatoria
    -attività immunomodulante
Limitazioni teoriche
    L'HCV potrebbe essere soltanto un fattore "trigger", non un fattore causale
Limitazioni pratiche
    - effetto transitorio
    - intolleranza al farmaco
    - innesco fenomeni autoimmuni

Rimozione IC circolanti e crioglobuline: plasmaferesi
    Razionale: rimozione aferetica delle crio e degli ICC
    Scarsi effetti collaterali
    Indicata in particolare nel trattamento delle glomerulonefriti e delle neuropatie
    periferiche

Immunosoppressione (steroidi, ciclofosfamide)
    Razionale: associata alla plasmaferesi, per rinforzarne l'efficacia e prevenire
    l' effetto *rebound* conseguente alla rarefazione anticorpale.
    Limitazioni: rischio espansione malattia virale!

QUESITO TERAPEUTICO DI FOREGROUND N.2

In un soggetto con crioglobulinemia HCV-correlata ed epatopatia scompensata, la terapia antivirale con IFN e ribavirina è in grado di controllare la malattia?

La terapia antivirale con IFN e ribavirina è indicata in corso di epatite cronica C attiva e non scompensata.
Non esistono evidenze sufficienti circa l'efficacia di tale trattamento allorché
esteso ai pazienti con scompenso epatico (area grigia).

8. Controllo dell'evoluzione

L' ultima tappa del procedimento consiste nel definire i parametri clinici di
laboratorio e strumentali che consentono di seguire l' evoluzione della malattia e l'eventuale comparsa di complicanze. Nel caso in esame gli indici da
valutare sono esposti nella tabella che segue (**Quesito di background n.15**).

QUESITO DI BACKGROUND N.15

Quali sono i parametri da monitorare in un soggetto con epatopatia cronica?

1. *Attività dell'epatopatia*:
   indici di citonecrosi (aspartato transaminasi (AST), alanina transaminasi (ALT))
   e di colestasi (fosfatasi alcalina, γGT, bilirubina)

2. *Funzione sintetica epatica*:
   albumina, PT, fibrinogeno

3. *Segni di ipertensione portale*:
   a. splenomegalia (clinica + ecografia) con o senza ipersplenismo
      (nell'emogramma, piastrinopenia, leucopenia, anemia)
   b. varici esofagee e/o gastropatia ipertensiva (EGDS)

4. *Trasformazione neoplastica*:
   ecografia, alfa-fetoproteina ogni 6 mesi

Bibliografia

Documenti disponibili in formato full-text in rete nel sito del AASLD (Advancing the Science and Practice of Hepatology):

1. Czaja AJ, Frese DK (2002) Diagnosis and Treatment of Autoimmune Hepatitis. AASLD practise guidelines. Hepatology 36:479-497
2. Tavil AS (2002) Diagnosis and Management of Hemochromatosis. Hepatology 3 (5):1321-1328.
3. Heathcote EJ (2000) Management of Primary Biliary Cirrhosis. The American Association for the Study of Liver Diseases Practice Guidelines. Hepatology 31(4):1005-1013

Altri documenti disponibili in formato full-text in rete:

1. Recommendations for prevention and Control of Hepatitis C Virus (HCV) Infection and HCV-related Chronic Disease (1998) MMWR Recomm Rep 47(RR-19):1-39. ftp://ftp.cdc.gov/pub/Publications/mmwr/rr/rr4719.pdf
2. Centers for Disease Control and Prevention. Hepatitis C. Sexually Transmitted Diseases Treatment Guidelines. (2002) MMWR Recomm Rep 51(RR-6):64-66 http://www.cdc.gov/mmwr/preview/mmwrhtml/rr5106a1.htm
3. Management of Hepatitis C: 2002. Rockville (MD): National Institutes of Health (NIH) p 44. http://consensus.nih.gov/cons/116/116cdc_intro.htm

Capitolo 2

Versamento pleurico bilaterale e dimagrimento in soggetto affetto da diabete mellito, broncopneumopatia cronica ostruttiva e pregresso infarto miocardico acuto

Contiene informazioni su: malassorbimento, pancreatite cronica

1. Scenario clinico

Il caso descritto si riferisce ad un uomo di 60 anni, forte fumatore, riconosciuto portatore di una broncopatia cronica ostruttiva (BPCO) soggetta a riacutizzazioni periodiche, diabetico in trattamento con ipoglicemizzanti orali; pregresso infarto miocardico acuto (IMA); denuncia inoltre sintomatologia dispeptica di lunga data con episodi ricorrenti di dolore addominale aspecifico. La malattia che lo porta alla nostra osservazione ha inizio circa 6 mesi fa quando la persona assistita inizia a lamentare dispnea; esegue controllo ecocardiografico, che evidenzia una lieve ipertensione polmonare e la presenza di versamento pleurico, confermato successivamente alla radiografia del torace. Viene intrapresa terapia diuretica, quale trattamento di un probabile scompenso cardiaco, ma non si ottiene alcuna risoluzione del versamento, che appare invariato in successivi controlli radiologici.

All'esame fisico emergono:

Ottusità basale bilaterale, maggiore a sinistra, con associata riduzione del murmure vescicolare; lievi crepitii teleinspiratori in sede sovrabasale bilateralmente; soffio sistolico rude di intensità 3/6, meglio udibile sul focolaio aortico; addome trattabile, dolorabilità in epigastrio, fegato all'arcata; nella norma la restante obiettività sistemica, se si eccettua uno stato di estrema magrezza.
Viene da chiedersi se tale dimagrimento può rappresentare un segno sospetto di malattia sistemica (**Quesito di background n. 1**).

QUESITO DI BACKGROUND N. 1

In quali casi un dimagrimento può rappresentare un segno sospetto di malattia sistemica?

È sospetto di malattia sistemica in atto un dimagrimento del 10% del peso corporeo registrato negli ultimi 3 mesi in un soggetto che riferisce una alimentazione normale e costante per qualità e quantità, oppure ridotta in seguito a sintomatologia addominale o sistemica.

Applichiamo al nostro caso le informazioni ottenute nei quesiti di background

Approfondiamo l'anamnesi ed osserviamo che la persona assistita, il cui peso attuale è di 51 kg, ha constatato un calo ponderale di 6 kg negli ultimi tre mesi. Tale dimagrimento va quindi preso in considerazione quale elemento facente parte del problema clinico.

2. Individuazione del problema clinico

Possiamo quindi formulare nel modo seguente il problema clinico:

> **Versamento pleurico bilaterale e dimagrimento in soggetto affetto
> da diabete mellito, BPCO e pregresso IMA**

3. Formulazione delle ipotesi

La prima domanda che ci si pone è quale sia l'iter da seguire nella diagnosi differenziale dei versamenti pleurici (**Quesito di background n. 2**).

QUESITO DI BACKGROUND N. 2

Qual è la prima tappa dell'iter diagnostico nella diagnosi differenziale dei versamenti pleurici?

La prima tappa dell'iter diagnostico consiste nel dirimere, sulla base delle caratteristiche chimico-fisiche del liquido pleurico, se si tratta di un essudato o di un trasudato.

Caratteristiche liquido pleurico	Trasudato (squilibrio nelle forze di filtrazione)	Essudato (aumentata permeabilità vasale – flogosi)
$LDH_{liquido\ pleurico}/LDH_{sierico}$	$< 0,6$	$> 0,6$
$proteine_{liquido\ pleurico}/proteine_{sieriche}$	$< 0,5$	$> 0,5$
$[LDH]_{liquido\ pleurico}$	$< 2/3$ del limite superiore della norma per i valori sierici	$> 2/3$ del limite superiore della norma per i valori sierici

Applichiamo le informazioni ottenute nei quesiti di background

Tramite toracentesi diagnostica, è stato prelevato un campione di liquido pleurico, la cui analisi chimico fisica dimostra:

$LDH_{liquido\ pleurico} = 107$

$LDH_{liquido\ pleurico}/LDH_{sierico} = 0,5$

$proteine_{liquido\ pleurico}/proteine_{sieriche} = 0,48$

Si tratta perciò di un versamento trasudatizio e si pone quindi un secondo quesito (**Quesito di background n. 3**).

QUESITO DI BACKGROUND N. 3

Quali sono le principali cause di versamento trasudatizio?

Situazioni in cui è aumentata la pressione di filtrazione
- insufficienza cardiaca congestizia
- pericardite costrittiva
- ostruzione della vena cava

Situazioni in cui è ridotta la pressione oncotica (ipoalbuminemia)
- sindrome nefrosica
- malassorbimento
- cirrosi scompensata – insufficienza epatica

Ipotesi diagnostiche

Possiamo quindi considerare, quali ipotesi diagnostiche più probabili nel nostro assistito:

A. Scompenso cardiaco in paziente con BPCO e pregresso IMA (Tabella 1)
B. Pericardite costrittva (Tabella 2)
C. Sindrome nefrosica da microangiopatia diabetica (Tabella 3)
D. Epatopatia scompensata (Tabella 4)
E. Versamento discrasico in corso di sindrome da malnutrizione (Tabella 5)

4. Verifica delle ipotesi

Vediamo ora come affrontare la "falsificazione" o la "corroborazione" delle ipotesi.

Tabella 1. Scompenso cardiaco in paziente con BPCO e pregresso IMA

Test	Risultati attesi	Implicazioni cliniche
Valutazione clinica	Dispnea da sforzo, nicturia, edemi declivi, turgore giugulare, reflusso epato-giugulare, 3° tono, rumori umidi all'auscultazione del torace	Nessuno di questi segni preso isolatamente è altamente predittivo di scompenso cardiaco né esiste un'alta riproducibilità tra diversi osservatori. La concomitanza tuttavia di due o più di questi reperti in un soggetto con quadro clinico compatibile rende altamente probabile la diagnosi, che è essenzialmente clinica, di scompenso cardiaco
Ecocardiogramma	Frazione di eiezione < 40% Possibili ipertrofia, ipocinesia focale o diffusa, dilatazione camere cardiache (reperti aspecifici)	Serve per documentare la riduzione della frazione di eiezione a riposo, la cui entità non correla tuttavia con la sintomatologia. È inoltre utile per individuare le possibili alterazioni strutturali cardiache (ipertrofia ventricolare, dilatazione ventricolare, ipocinesia segmentaria o globale, valvulopatie) che indipendentemente dalla presenza di sintomatologia possono giustificare alcune scelte terapeutiche.

Tabella 2. Pericardite costrittiva

Test	Risultati attesi	Implicazioni cliniche
Valutazione clinica	Congestione venosa sistemica associata a ridotta gittata cardiaca (distensione venosa giugulare, ipotensione, distensione addominale, edemi, ipotrofia muscolare)	Sono i segni clinici ad indirizzare la diagnosi; sulla base di questi e dell'anamnesi si stabilisce la probabilità pre-test della malattia e si decide quanto procedere con le indagini
Ecocardiogramma	Ispessimento e calcificazioni pericardiche. Precoce movimento patologico del setto interventricolare (fenomeno *dip-plateau*). Mancata dilatazione del ventricolo sinistro dopo la fase di riempimento ventricolare precoce. Vene cave dilatate e scarsamente collassate con l'inspirazione. Dilatazione biatriale con normalità delle dimensioni ventricolari.	Doppio ruolo: esclusione di altre cause cardiache e ricerca di segni suggestivi di pericardite costrittiva. Sensibilità modesta.

Dopo queste considerazioni, ci si può chiedere se esista un esame gold standard per la conferma di pericardite costrittiva (**Quesito di background n. 4**).

QUESITO DI BACKGROUND N. 4

Esiste un esame *gold standard* per la conferma di pericardite costrittiva?

L'esame che consente di ricavare il maggior numero di informazioni relative alla possibile dinamica restrittiva è il cateterismo cardiaco.
I segni riscontrabili in corso di pericardite restrittiva sono:
- curva pressoria in ventricolo con andamento *dip-plateau* o "a radice quadrata"
- egualizzazione delle pressioni telediastoliche nel ventricolo destro e nel ventricolo sinistro

Tabella 3. Sindrome nefrosica

Test	Risultati attesi	Implicazioni cliniche
Proteinuria delle 24h	> 3 grammi	Valori tali di proteinuria sono detti nel *range nefrosico* e possono portare allo sviluppo della sindrome nefrosica propriamente detta
Albumina sierica Colesterolo totale	Ridotta Aumentato	La definizione di sindrome nefrosica comprende oltre alla proteinuria nel range nefrosico anche ipoalbuminemia, ipercolesterolemia ed edemi

Tabella 4. Epatopatia scompensata

Test	Risultati attesi	Implicazioni cliniche
Anamnesi/vecchi esami	Patologia epatica nota	Influenza la probabilità di malattia
Indici di citonecrosi epatica: aspartato transaminasi (AST), alanina transaminasi (ALT)	Elevati o normali	Specificità alta per patologia epatica (se CPK normali) ma poco sensibili per possibile negatività, fluttuante nelle infezioni virali croniche e persistente nelle fasi terminali di epatopatia
Indici di colestasi: Fosfatasi Alcalina, γGT, bilirubina	Elevati o normali	Indicativi di epatopatia, ma aspecifici in quanto possono essere elevati anche nelle condizioni di congestione venosa a livello epatico
Indici di sintesi epatica: albumina, tempo di protrombina (PT), tempo parziale di tromboplastina, PTT	Riduzione dell'albumina, PTT prolungato, ridotta attività PT	Se ridotti sono indice di epatopatia scompensata
Markers virali: HBsAg, Ac anti-HCV	Positivi	Cause più frequenti di epatopatia cronica

Tabella 5. Versamento discrasico in corso di sindrome da malnutrizione

Test	Risultati attesi	Implicazioni cliniche
Indici indiretti di malnutrizione: vit. B12, folati, zinchemia, colesterolo totale, albumina, calcemia	A seconda dell'eziologia e della sede della malnutrizione questi indici possono risultare normali o ridotti	Di utilità relativa data la loro modesta sensibilità e specificità, sono tuttavia di facile impiego nella pratica clinica
Quantificazione del grasso fecale	> 6 g /24h (steatorrea)	È il test diagnostico per la definizione della steatorrea

5. Risultati degli esami eseguiti

L'applicazione del piano di studio sopra riportato ha fornito questi risultati:

Esami eseguiti nell'ipotesi di scompenso cardiaco
- il paziente riferisce dispnea da sforzo, non nicturia
- è apprezzabile un leggero imbibimento dei tessuti molli in sede declive, ma vi è assenza di un terzo tono, di turgore giugulare e di reflusso epato-giugulare;
- non si apprezzano rumori umidi all'auscultazione del torace
- ecocardiogramma: frazione di eiezione = 51 %, area di ipocinesia del setto, ipertensione polmonare stimata di 45 mmHg.

⇨ *La presenza di versamento pleurico e BPCO rende aspecifico il reperto di dispnea; i riscontri ecocardiografici potrebbero suggerire un quadro di compenso cardiaco labile ma l'assenza di elementi clinici chiari e la stima ecocardiografica della frazione di eiezione suggeriscono l'opportunità di ricercare una eziologia alternativa per il versamento pleurico*

Esami eseguiti nell'ipotesi di pericardite costrittiva
- obiettività: assente turgore giugulare, modesto imbibimento dei tessuti molli in sede declive
- ecocardiogramma: assenza di segni suggestivi di pericardite costrittiva, in particolare non alterazioni a carico dei foglietti pericardici, camere cardiache nella norma, vena cava normalmente collassante. Quale reperti collaterali, area di ipocinesia del setto con frazione di eiezione pari al 51%.

⇨ *I dati in nostro possesso non sono sufficienti per suggerire la diagnosi di pericardite costrittiva; non si è pertanto proceduto all'esecuzione di indagini più invasive quali il cateterismo cardiaco*

Esami eseguiti nell'ipotesi di sindrome nefrosica
- proteinuria delle 24h: 0,24g
- albuminemia: 2,4 g/dl
- colesterolo totale: 170 mg/dl

I valori di proteinuria non sono tali da configurare una sindrome nefrosica

⇨ *La proteinuria presente in quantità misurabile in un soggetto con diabete mellito di lunga data è indicativa di iniziale danno renale nel corso della malattia; questo dato invita ad un più rigoroso controllo dei valori glicemici nonché all'inizio una terapia con Ace-inibitori*

Esami eseguiti nell'ipotesi di epatopatia scompensata
- anamnesi negativa per patologia epatica nota
- indici di citonecrosi epatica: AST e ALT nella norma
- indici di colestasi: F.A., γGT e bilirubina nella norma
- indici di sintesi epatica: PTT nella norma, PT = 70%, albuminemia = 2,4 g/dl
- markers virali: negativa la sierologia per i virus B e C

⇨ *La negatività dell'anamnesi e della sierologia virale così come la normalità degli indici di citonecrosi epatica e di colestasi rendono molto poco probabile l'ipotesi di una epatopatia cronica in fase di scompenso; l'allungamento del tempo di protrombina e la lieve ipoalbuminemia sono reperti aspecifici che potrebbero riconoscere altre cause, quali ad esempio un malassorbimento*

Esami eseguiti nell'ipotesi di versamento discrasico in corso di sindrome da malnutrizione
- indici indiretti di malassorbimento: sono risultati tutti ai limiti inferiori della norma o decisamente ridotti
- quantificazione grassi fecali: esame non eseguito per la scarsa *compliance* del paziente

⇨ Benché l'esame chiave per la dimostrazione di malassorbimento non sia stato eseguito, la presenza di alterazioni laboratoristiche non altrimenti spiegabili in associazione ad un quadro clinico compatibile mantengono alto il sospetto di una sindrome da malassorbimento e suggeriscono l'opportunità di indagare ulteriormente in tal senso, valutando innanzitutto la classificazione eziologica (**Quesito di background n. 5**) e l'iter diagnostico delle sindromi da malnutrizione (**Quesito di background n. 6**)

QUESITO DI BACKGROUND 5

Come possono essere classificate le sindromi da malnutrizione?

Per alterazione di		Cause
Processi digestivi	Gastrici	post gastroresezione
	Pancreatici	insufficienza pancreatica esocrina
	Biliari	epatopatie, colestasi, abnorme proliferazione batterica nel tenue, interruzione circolo enteroepatico per patologie o resezione ileale, farmaci
Superficie di assorbimento	Riduzione quantitativa:	
		Resezioni intestinali
	Difetti primitivi della mucosa:	
	a) malattie infiammatorie o infiltrative, enterite regionale, amiloidosi, sclerodermia, linfoma, enterite eosinofila, sprue tropicale, enteriti infettive, mastocitosi, vascolite	
	b) alterazioni biochimiche o genetiche, malattia celiaca, deficit di disaccaridasi, ipogammaglobulinemia, abetalipoproteinemia, malattia di Hartnup, cistinuria, malassorbimento di mono-saccaridi	
Deflusso linfatico e/o venoso intestinale	Linfangectasia intestinale, malattia di Whipple, linfoma, pericardite costrittiva, insufficienza cardiaca congestizia	
Altre cause	Diabete mellito, ipoparatiroidismo, insufficienza surrenale, ipertiroidismo, pancreatite , sindrome da carcinoide	

Qual è l'iter da seguire per la diagnosi eziologica delle sindromi da malnutrizione?

Nella maggior parte dei soggetti in cui sia stata confermata la presenza di steatorrea, l'eziologia della sindrome da malnutrizione è suggerita dal quadro clinico-anamnestico e dagli esami richiesti per verificare specifiche ipotesi.

Nei casi in cui il sospetto diagnostico non sia fortemente indirizzato verso una specifica eziologia, può essere utile, per dirimere tra alterazioni digestive o mucose, ricorrere al test al D-xilosio. Questo prevede la determinazione dei livelli ematici e/o urinari di xilosio dopo l'ingestione di 25g della sostanza, che viene assorbita dalla mucosa intestinale senza necessitare di alcun processo digestivo

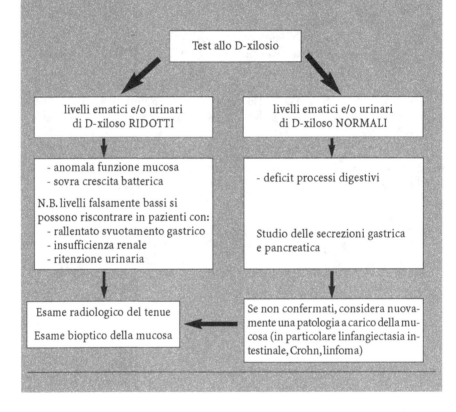

In particolare ci domandiamo quali siano gli elementi diagnostici di sospetta malattia celiaca (**Quesito di background n.7**) e di pancreatite cronica (**Quesiti di background n. 8, 9, 10, 11**) nonché le cause della stessa.

QUESITO DI BACKGROUND N.7

In un soggetto con sospetta malattia celiaca, vi sono esami sierologici in grado di predire con buona probabilità la diagnosi?

Gli studi che valutano i diversi esami sierologici proposti, confrontati con il *gold standard* (quadro istologico di flogosi della lamina propria e atrofia dei villi alla biopsia digiunale) hanno mostrato che la positività degli *anticorpi anti-endomisio di classe IgA* possiede un alto valore predittivo di celiachia; questo è minore per gli anticorpi di classe IgG e per gli anticorpi antigliadina.

Più recentemente è stato individuato nella transglutaminasi tissutale l'antigene riconosciuto dagli anticorpi antiendomisio; la ricerca degli *anticorpi antitransglutaminasi* appare perciò un valido strumento diagnostico.

QUESITO DI BACKGROUND N.8

Quali sono gli elementi clinici suggestivi di pancreatite cronica?

La triade classica della pancreatite cronica è costituita da:
1. calcificazioni pancreatiche
2. diabete mellito
3. steatorrea

Tuttavia questa triade si manifesta solo quando l'infiammazione cronica ha distrutto il 90% del parenchima pancreatico.

La maggior parte dei soggetti giunge all'osservazione prima di entrare nello stadio finale della malattia e il motivo più frequente per il quale i pazienti si rivolgono al medico è il dolore addominale, che appare:
- localizzato in epigastrio con irradiazione al dorso
- aggravato talora dall'assunzione di cibo
- di intensità variabile da caso a caso
- generalmente persistente, ma con possibili intervalli liberi

QUESITO DI BACKGROUND N.9

Quali sono gli elementi laboratoristici utili per la diagnosi di pancreatite cronica?

I test che valutano la funzione pancreatica esocrina sono:
- *chimotripsina fecale* (la chimotripsina è un enzima secreto dal pancreas ed è molto stabile nelle feci; è pertanto un indicatore della funzione esocrina pancreatica)
- *elastasi fecale 1*
- *pancreolauril-test* (test basato sull'idrolisi della dilaurato-fluoresceina da parte della colesterolo-esterasi pancreatica. La dilaurato-fluoresceina viene assunta dal soggetto in esame al momento della prima colazione; l'idrolisi libera fluresceina che viene coniugata nel fegato e può essere misurata nelle urine o nel siero)

Nessuno di questi esami ha una sensibilità elevata nelle forme di insufficienza pancreatica lieve-moderata, mentre nei casi di pancreatite cronica grave raggiungono una sensibilità del 90%. Anche la specificità non è del 100%, in quanto questi esami mostrano lo stesso risultato sia in caso di danno parenchimale massiva sia in caso di ostruzione del dotto pancreatico da parte di un calcolo o di un tumore.

QUESITO DI BACKGROUND N.10

Quali sono gli accertamenti strumentali utili per la diagnosi di pancreatite cronica?

Non vi è un quadro morfologico patognomonico di pancreatite cronica, vi sono tuttavia alcuni aspetti il cui riscontro suggerisce la diagnosi; la diagnostica per immagini è inoltre di fondamentale utilità per la diagnosi differenziale con le patologie pancreatiche di altra natura.

- *Rx diretta dell'addome:* rileva la presenza di calcificazioni (in realtà si tratta di calcoli intraduttali) nel 35-80% dei pazienti con pancreatite cronica. Il loro riscontro è fortemente suggestivo per la diagnosi.
- *ecografia dell'addome*: utile per la diagnosi differenziale del dolore avvertito all'addome superiore. La visualizzazione del pancreas è limitata dall'obesità e dal meteorismo. In corso di pancreatite l'ecografia può evidenziare calcificazioni, ma è generalmente più utile per la gestione delle complicanze, come pseudocisti o dilatazione del dotto biliare piuttosto che come metodica diagnostica primaria.
- *TC dell'addome*: *gold standard* per la diagnostica non invasiva del pancreas. La pancreatite cronica si associa ad un ampio spettro di alterazioni: ingrossamenti focali soprattutto della testa della ghiandola, atrofie diffuse, calcificazioni, dilatazioni duttali, pseudocisti

- *ERCP (colangiopancreatografia retrograda)*: è la metodica più sensibile per la diagnosi di pancreatite cronica poiché le modificazioni precoci sono a carico dei rami secondari del dotto pancreatico principale. Tuttavia è una metodica invasiva e che non consente di visualizzare direttamente il parenchima pancreatico
- *RMN colangiopancreatografica*: consente di ottenre immagini non invasive del pancreas e di dotti biliari. Potrebbe costituire un' alternativa a TC e ERCP ma queste hanno minor costo, ampia disponibilità, facilità di interpretazione delle immagini e possibilità, nel contempo, di eseguire biopsie o effettuare una terapia endoscopica.

QUESITO DI BACKGROUND N.11

Quali sono le cause di pancreatite cronica?

- alcol
- fibrosi cistica
- pancreatite idiopatica
- pancreatite ereditaria
- sprue tropicale, malnutrizione proteica grave
- ostruzione (*pancreas divisum*, stenosi congenite o acquisite, post-infiammatoria, traumi)
- neoplasie (adenocarcinoma pancreatico, periampollare, tumori papillari intraduttali)

Applichiamo le informazioni ottenute nei quesiti di background

L'ipotesi di sindrome da malnutrizione non poteva essere esclusa per la presenza di alcuni dati clinici quali il dimagrimento, l'ipoalbuminemia in assenza di epatopatie o perdite renali importanti, la riduzione degli indici indiretti di assorbimento. La steatorrea non è stata documentata per la scarsa *compliance* del paziente, tuttavia si è proceduto con ulteriori approfondimenti. In particolare:

- rifacendo l'anamnesi emerge una storia di dolore addominale ricorrente; negativa in una pregressa occasione la ricerca di litiasi della colecisti, non patologie gastriche note, non sembra esserci una storia di abuso etilico
- il test allo xiloso ha mostrato livelli ematici normali deponendo per un deficit dei processi digestivi
- la chimotripsina fecale è risultata ridotta
- la TC dell'addome non ha evidenziato patologie espansive a carico degli organi addominali, sono presenti tuttavia disomogeneità del parenchima pancreatico, in assenza di lesioni focali e alcune calcificazioni

6. Definizione della diagnosi

I dati in nostro possesso depongono per una sindrome da malassorbimento in corso di pancreatite cronica. L'eziologia non è evidente; ma questo si verifica in circa il 25% dei casi di pancreatite cronica.

7. Scelta della terapia

Ci domandiamo quali siano le possibilità terapeutiche per la pancreatite cronica (Quesito di background n. 12).

QUESITO DI BACKGROUND N.12

Quali sono le opzioni terapeutiche disponibili per il trattamento della pancreatite cronica?

Non esistono terapie in grado di rallentare la progressione della fibrosi. Il trattamento consiste nell'evitare fattori che possono esacerbare l'infiammazione pancreatica e nella cura sintomatica delle complicanze.

1. *Evitare fattori scatenanti: dieta*
   - totale astinenza dall'alcol (può causare infiammazione acuta nell'ambito di una pancreatite cronica)
   - nella dieta grassi non superiori al 30-40% delle calorie giornaliere totali (i grassi sono forti stimolanti della secrezione pancreatica e possono peggiorare il dolore)

2. *Trattamento sintomatico delle complicanze*
   a) *malnutrizione proteica e steatorrea* (a genesi multifattoriale: insufficienza esocrina, anoressia, dolore addominale, concomitante alcolismo..)
   La sostituzione di enzimi pancreatici (lipasi, pancreatina) può correggere il malassorbimento proteico e ridurre la steatorrea
   b) *dolore*
   - in una alta percentuale di casi si assiste negli anni ad una diminuzione della gravità e della frequenza del dolore. Tuttavia la sua remissione spontanea è variabile e inattendibile e non rappresenta quindi una possibilità realistica per la maggior parte dei pazienti
   - analgesici di varie classi
   - soppressione della secrezione pancreatica tramite assunzione orale di enzimi pancreatici, che inattivano la colecistochinina, e tramite soppressione dell'acidità gastrica che rappresenta stimolo alla secrezione pancreatica
   - blocco nervoso: blocco del plesso celiaco, splancnicectomia toracoscopica
   - intervento chirurgico: indicato in caso di dolore intrattabile, in presenza di dilatazione del dotto pancreatico o massa infiammatoria focale, oppure per il trattamento delle complicanze (pseudocisti pancreatica, fistola interna, occlusione biliare o duodenale, infezioni)

8. Controllo dell'evoluzione

Infine consideriamo le possibili evoluzioni (**Quesito di background n.13**).

QUESITO DI BACKGROUND 13

Quale è la prognosi delle persone affette da pancreatite cronica?

La qualità della vita delle persone affette da pancreatite cronica è condizionata dalla sintomatologia dolorosa che riguarda circa il 60% dei casi ma richiede nella metà di essi il ricorso all'intervento chirurgico.

Circa un quarto dei soggetti con pancreatite cronica muore entro i 20 anni dalla diagnosi, un numero più alto rispetto a quello di una popolazione sana appaiata per età.

Capitolo 3

Astenia, dispnea da sforzo e facile affaticabilità in una persona obesa, affetta da ipertensione arteriosa, in terapia diuretica

Contiene informazioni su: gestione clinica dello scompenso cardiaco

1. Scenario clinico

Osserviamo un uomo di 64 anni, che fino ad ora ha sostanzialmente goduto di buona salute; quali unici elementi clinici di rilievo obesità ed ipertensione arteriosa. La terapia farmacologia con diuretico si è mostrata, nei rari controlli eseguiti, efficace nel mantenere valori pressori accettabili. Da alcuni mesi comparsa graduale di astenia e ridotta tolleranza all'esercizio fisico con dispnea per sforzi di moderata entità, in assenza di altra sintomatologia specifica. In particolare l'anamnesi è negativa per episodi simil-influenzali o manifestazioni di flogosi delle prime vie aeree o dei seni paranasali.

L'obiettività toracica è caratterizzata da ridotta espansibilità degli emitoraci, basi ipomobili, murmure vescicolare normotrasmesso su tutti i campi polmonari, rari rantoli crepitanti bibasali; i toni cardiaci sono validi e in successione ritmica; è presente un soffio sistolico 2/6 meglio udibile sui focolai della base; pressione arteriosa 160/90, frequenza cardiaca 88 bpm.

2. Individuazione del problema clinico

Possiamo così definire il problema clinico:

> Astenia, dispnea da sforzo e facile affaticabilità in soggetto obeso affetto da ipertensione arteriosa in terapia diuretica

3. Formulazione delle ipotesi

Le **ipotesi diagnostiche** più probabili nell nostro caso sono:

A. Dispnea da sforzo cardiogena / scompenso cardiaco congestizio (Tabella 1)
B. Dispnea da sforzo in corso di pneumopatia
    a) ostruttiva (broncopneumopatia cronica ostruttiva, BPCO) (Tabella 2)
    b) restrittiva (obesità, pneumopatia interstiziale) (Tabella 3)
C. Disturbo elettrolitico (astenia e affaticabilità in paziente in terapia diuretica) (Tabella 4)
D. Anemia (Tabella 5)
E. Ipotiroidismo (Tabella 6)

4. Verifica delle ipotesi

Prima di dare inizio alla verifica delle ipotesi, ci interroghiamo sui criteri diagnostici di scompenso cardiaco (**Quesito di background n.1**).

QUESITO DI BACKGROUND N. 1

Quali sono gli elementi clinici, laboratoristici e strumentali che consentono di formulare la diagnosi di scompenso cardiaco congestizio?

L'elenco dei soggetti ad alto rischio di sviluppare scompenso cardiaco include quelli affetti da:
    1. ipertensione arteriosa
    2. coronaropatia
    3. diabete mellito
    4. pregresse terapie con farmaci cardiotossici
    5. abuso etilico
    6. pregressa malattia reumatica
    7. familiarità per cardiomiopatie

Poiché queste condizioni sono fortemente associate allo sviluppo di scompenso cardiaco, i soggetti che ne sono affetti vanno considerati nell'ambito dell'insufficienza cardiaca, pur in assenza di sintomi o anomalie cardiache documentabili.

Le *modalità cliniche* tipiche di presentazione dello scompenso cardiaco sono:
    1. ridotta tolleranza allo sforzo: dispnea
    2. ritenzione idrica: edemi declivi

I principali *reperti obiettivi* suggestivi di scompenso cardiaco sono:
1. edemi declivi improntabili
2. epatomegalia
3. reflusso epatogiugulare – turgore giugulare
4. terzo tono all'ascoltazione cardiaca

Gli *esami strumentali* utili nella valutazione iniziale di un soggetto con diagnosi clinica di scompenso sono:

1. *ECG*
Non esistono alterazioni specifiche, tuttavia un tracciato completamente normale suggerisce di rivedere la diagnosi di scompenso.
Le possibili alterazioni riscontrabili includono:
- segni di ischemia, in atto o pregressa
- blocchi di branca, anomalie della conduzione
- segni di ipertrofia o sovraccarico ventricolare,
- alterazioni del ritmo che vanificano un compenso labile pre-esistente.

2. *Rx torace*
Può mostrare incremento dell'ombra cardiaca o congestione polmonare, e può essere utile nella diagnostica differenziale e nell'individuazione di fattori precipitanti. L'entità delle anomalie non correla con la severità del quadro clinico.

3. *Ecocardiogramma*
Serve per documentare la riduzione della frazione di eiezione a riposo, la cui entità non correla tuttavia con quella della sintomatologia.
È inoltre utile per individuare le possibili alterazioni strutturali cardiache (ipertrofia ventricolare, dilatazione ventricolare, ipocinesia segmentaria o globale, valvulopatie) che indipendentemente dalla presenza di sintomatologia giustificano alcune scelte terapeutiche.

Iniziamo a verificare le ipotesi formulate.

Tabella 1. Dispnea da sforzo cardiogena/scompenso cardiaco congestizio

Test	Risultati attesi	Implicazioni cliniche
Anamnesi	Astenia, affaticabilità, dispnea da sforzo, nicturia	Sintomi aspecifici ma che devono far pensare all'ipotesi di scompenso
Esame obiettivo	Edemi declivi, turgore giugulare, reflusso epato-giugulare, 3° tono, rumori umidi all'ascoltazione del torace	Nessuno di questi segni da solo è altamente predittivo di scompenso cardiaco né esiste un'alta riproducibilità tra diversi osservatori. La concomitanza tuttavia di due o più di questi reperti in un soggetto con quadro clinico compatibile rende altamente probabile la diagnosi di scompenso cardiaco che è essenzialmente clinica.
Ecocardiogramma	Frazione di eiezione < 40% Possibili ipertrofia, ipocinesia focale o diffusa, dilatazione camere cardiache (reperti aspecifici)	Serve per documentare la riduzione della frazione di eiezione a riposo, la cui entità non correla tuttavia con quella della sintomatologia. È inoltre utile per individuare possibili alterazioni strutturali cardiache (ipertrofia ventricolare, dilatazione ventricolare, ipocinesia segmentaria o globale, valvulopatie) che indipendentemente dalla presenza di sintomatologia giustificano alcune scelte terapeutiche.

Ulteriori esami utili per la valutazione iniziale sono l'elettrocardiogramma e la radiografia del torace.

Tabella 2. Pneumopatia ostruttiva (BPCO)

Test	Risultati attesi	Implicazioni cliniche
Anamnesi	Tosse cronica Espettorazione cronica Dispnea da sforzo Esposizione a fattori di rischio	La presenza di questi sintomi consente di porre diagnosi clinica di bronchite cronica
Spirometria	Documentazione di bron- costruzione solo parzial- mente reversibile:	Conferma la diagnosi di BPCO
	- Rapporto FEV1/FVC < 70% - Persistenza di FEV1 < 80% del predetto anche dopo broncodilatatore	Conferma la diagnosi di deficit ventilatorio ostruttivo

Tabella 3. Pneumopatia restrittiva (obesità, pneumopatia interstiziale)

Test	Risultati attesi	Implicazioni cliniche
Anamnesi	- Dispnea da sforzo - Tosse secca - Esposizione a fattori di rischio - Malattie sistemiche con impegno interstiziale polmonare	La presenza di questi elementi clinici deve far sospettare la possibilità di una interstiziopatia polmonare
Spirometria	Documentazione di deficit ventilatorio di tipo restrit- tivo (riduzione dei volumi respiratori, conservazione dei flussi espiratori forzati): - ↓ capacità polmonare to- tale del volume residuo - % volume corrente - possibile aumento del rapporto FEV1/FVC	Conferma la diagnosi di deficit ventilatorio restrittivo

Tabella 4. Disturbo elettrolitico (astenia e affaticabilità in paziente in terapia diuretica)

Test	Risultati attesi	Implicazioni cliniche
Dosaggio elettroliti sierici	Ipopotassiemia Ipocalcemia Iponatriemia Ipocloremia	Consente diagnosticare la presenza di un disturbo elettrolitico N.B. attenzione agli errori pre-analitici (es. iperpotassiemia da emolisi) e alla concomitanza di altri disturbi che possono influenzare i dosaggi (es. ipocalcemia in corso di ipoalbuminemia)

Tabella 5. Anemia

Test	Risultati attesi	Implicazioni cliniche
Emocromo	Hb < 13 g/dl	La diagnosi di anemia si pone sulla base dei valori di emoglobina

Tabella 6. Distiroidismo

Test	Risultati attesi	Implicazioni cliniche
Thyroid Stimulating Hormone (TSH), Tiroxina (FT4) e di Triiodotironina (FT3)	Ipotiroidismo: ↑TSH, con eventuale successiva ↓ di FT4 e poi FT3 Ipertiroidismo: ↑ FT3 e FT4, con ↓ TSH	Consente di diagnosticare i disturbi della funzionalità tiroidea

5. Risultati degli esami eseguiti

Esami eseguiti nell'ipotesi di scompenso cardiaco congestizio
- anamnesi: la persona assistita riferisce astenia, facile affaticabilità e dispnea da sforzo
- esame obiettivo: non sono evidenti edemi declivi, vi è modesto turgore giugulare con positività del reflusso epato-giugulare. Non toni aggiunti.

- ECG: segni di ipertrofia ventricolare sinistra con alterazioni secondarie della ripolarizzazione.
- Rx torace: modesto incremento dell'ombra cardiaca, modesta accentuazione della trama bronco interstiziale
- ecocardiogramma: ipertrofia ventricolare, frazione di eiezione ai limiti inferiori della norma, non alterazioni della cinesi parietale globale e segmentaria

⇨ *Vi sono sufficienti elementi per poter affermare che si è di fronte ad uno scompenso cardiaco, seppure in stadio iniziale*

Esami eseguiti nell'ipotesi di patologia primitiva polmonare
- Anamnesi: la persona assistita riferisce dispnea da sforzo, non tosse né espettorazione cronica; quali fattori di rischio anamnesi remota positiva per abuso tabagico di modesta entità.
- Spirometria: volumi polmonari ai limiti inferiori della norma.

⇨ *Gli elementi raccolti non sono tali da poter attribuire la sintomatologia ad una patologia primitiva polmonare.*

Esami eseguiti nell'ipotesi di alterazione elettrolitica
- elettroliti sierici: potassio = 3,2 mmol/l; nella norma i restanti valori

⇨ *Il bilancio elettrolitico è sostanzialmente nella norma. La lieve ipopotassiemia induce ad intensificare i controlli degli elettroliti per eventualmente iniziare terapia sostitutiva o modificare la terapia antipertensiva con diuretico*

Esami eseguiti nell'ipotesi di anemia
- emocromo:
  Hb = 13,4 g/dl - Leucociti. = 7600/mmc - Piastrine = 240 000/mmc

⇨ *Non è presente anemia*

Esami eseguiti nell'ipotesi di distiroidismo
- TSH= 3,1 mU/L (v.n 1-5 mU/L)
- FT4= 1,2 ng/dL (v.n. 0,7-1,9 ng/dL)
- FT3= ng/dL (v.n. ng/dL)

⇨ *La funzionalità tiroidea è nella norma*

6. Definizione della diagnosi

Sulla base dei dati in nostro possesso possiamo affermare che la sintomatologia lamentata dal paziente è verosimilmente attribuibile ad uno scompenso cardiaco seppur in fase iniziale. Una conferma può derivare dalla conoscenza dei fattori predisponenti o scatenanti lo scompenso cardiaco (**Quesito di background n.2**).

QUESITO DI BACKGROUND N. 2

Quali sono i fattori predisponenti o scatenanti lo scompenso cardiaco congestizio?

1. *Ricerca e controllo di eventuali fattori di rischio*
   - ipertensione arteriosa
   - cardiopatia ischemica
   - diabete mellito
   - abuso di alcol
   - dislipidemie

2. *Ricerca di eventi che slatentizzano o peggiorano lo scompenso*
   - assunzione di farmaci che peggiorano la funzionalità cardiaca: (antiaritmici, beta-bloccanti, verapamil, diltiazem, farmaci antinfiammatori non steroidei (FANS)
   - insufficienza renale
   - infezioni
   - distiroidismi
   - anemia
   - aritmie (tachicardie sopraventricolari, fibrillazione striale, bradicardia)
   - peggioramento ischemia cardiaca
   - peggioramento difetti valvolari

Applichiamo le informazioni ottenute nei quesiti di background

Sottoponiamo la persona assistita ad ulteriori verifiche della pressione arteriosa, che in queste occasioni si è mostrata non ben controllata; ricerchiamo nell'anamnesi eventuali episodi infettivi recenti, l'introduzione in terapia di nuovi farmaci, la presenza di eventuale sintomatologia attribuibile ad ischemia miocardia: l'indagine risulta negativa.

Dagli esami eseguiti per la verifica delle ipotesi diagnostiche non sono emersi ipotiroidismo né anemia. Completiamo gli esami facendo eseguire glicemia, creatinina, esame urine e bilancio lipidico, che risultano nella norma; dallo studio cardiologico non emergono aritmie né difetti valvolari.

La verifica condotta, in conclusione, non ha fornito elementi di supporto dell'ipotesi diagnostiche, se non a quella di scompenso cardiaco.

7. Scelta della terapia

La scelta della terapia richiede una preliminare ricognizione delle conoscenze al riguardo (**Quesito di background n.3**).

QUESITO DI BACKGROUND N.3

In una persona con scompenso cardiaco congestizio, come va impostata la terapia farmacologica?

La strategia terapeutica dipende dallo stadio, che può essere classificato come segue:

1. *Stadio A*: soggetti ad *alto rischio* di sviluppare scompenso cardiaco ma senza anomalie strutturali del cuore
2. *Stadio B*: soggetti con *anomalie cardiache* ma che *non* hanno sperimentato ancora *sintomi* di scompenso cardiaco
3. *Stadio C*: soggetti con *anomalie cardiache* con pregressi o correnti episodi *sintomatici* di scompenso cardiaco
4. *Stadio D*: soggetti con scompenso cardiaco in fase *terminale*

Gestione terapeutica nei soggetti con scompenso in stadio A (ad alto rischio di sviluppare scompenso cardiaco)

Trattamento dei fattori di rischio predisponenti lo sviluppo di scompenso cardiaco:

- ipertensione: diuretici, ACE-inibitori, beta-bloccanti
  in questi soggetti l'utilizzo degli ACE-inibitori, anche in assenza di ipertensione, ha dimostrato di prevenire il rischio di scompenso cardiaco, morte cardiaca, infarto del miocardio
- diabete: si suggerisce di ottimizzare il controllo della glicemia anche se non ci sono dimostrazioni che ciò riduca il rischio di scompenso cardiaco
- dislipidemia: anche nei soggetti con vascolopatia aterosclerotica l'utilizzo di ACE-inibitori ha dimostrato di ridurre il rischio di morte cardiaca, infarto del miocardio e malattie renali, se iniziato prima della comparsa dello scompenso.
- stile di vita: abolizione di fumo ed eventuali droghe, moderato introito di alcol
- controllo del ritmo ventricolare nei soggetti con tachicardia sopraventricolare

Gestione terapeutica nei soggetti con scompenso in stadio B (asintomatici ma con disfunzione ventricolare sinistra)

1. *Trattamento uguale a quello dello stadio A*
2. *Anche in questa fase il trattamento con ACE-inibitori ha dimostrato di ritardare la comparsa dei sintomi e di ridurre il rischio di morte e di ospedalizzazione*

Occorre prestare cautela nell'utilizzo di questi farmaci nei soggetti con:

- pressione sistolica inferiore a 80 mmHg
- creatinina superiore a 3 mg/dl
- iperpotassiemia > di 5.5 mmol/l
- stenosi bilaterale delle arterie renali

Possibili effetti collaterali: ipotensione, vertigini, peggioramento della funzionalità renale, ritenzione di potassio, tosse, angioedema

3. Nei soggetti con pregresso infarto aggiunta di tutti i presidi terapeutici previsti per la cardiopatia ischemica (ACE-inibitore, beta-bloccante, antiaggregante)

Gestione terapeutica nei soggetti con scompenso in stadio C (con sintomatologia attuale o pregressa)

1. *Misure previste per i soggetti in classe A e B*
2. *Vaccinazione antipneumococcica ed anti influenzale*
3. *Diuretici*
   Il corretto uso dei diuretici è il punto fondamentale della terapia dello scompenso cardiaco; non devono essere utilizzati come unico farmaco, ma sempre associati ai presidi sopra ricordati.
   I diuretici di riferimento nel trattamento dello scompenso cardiaco sono i diuretici dell'ansa (furosemide, torasemide).
   La dose da utilizzare è quella necessaria a far perdere al paziente almeno 0,5-1 kg/die fino all'eliminazione dei segni di ritenzione idrica.
   Se durante questa fase compare uno squilibrio elettrolitico, questo deve essere trattato energicamente mantenendo la diuresi; se compare invece ipotensione occorre ridurre la velocità della diuresi.
   Raggiunto questo obiettivo la terapia va continuata al fine di mantenere il corretto bilancio idrico; per fare ciò occorre monitorare periodicamente la terapia diuretica effettuando correzioni del dosaggio.
4. *Beta-bloccanti*
   Tutti i soggetti con scompenso cardiaco dovrebbero ricevere trattamento con beta-bloccanti (bisoprololo, metoprololo, carvedilolo) anche se hanno sintomi lievi, perché è stato dimostrato che questo approccio riduce la progressione della cardiopatia, il deterioramento clinico e il rischio di morte improvvisa.
   Come per gli ACE-inibitori, la dose andrebbe progressivamente aumentata fino al valore che si è dimostrato efficace nei trial, indipendentemente dalla risposta terapeutica; non dovrebbero essere prescritti senza l'utilizzo dei diuretici.
   Non è indicato l'utilizzo di questi farmaci in caso di:
   - malattia ostruttiva delle vie aeree
   - blocchi di branca avanzati
   - bradicardia sintomatica
   - nei pazienti che abbiano avuto la recente necessità di eseguire un trattamento con agenti inotropi positivi.
   Nei soggetti che assumono beta-bloccanti il peggioramento delle condizione cliniche, caratterizzato da segni di accumulo di liquidi, richiede dosi maggiori di diuretico; il beta-bloccante va invece sospeso se il peggioramento è caratterizzato da segni di ipoperfusione.
   Possibili effetti collaterali:
   - peggioramento della ritenzione di liquidi
   - astenia
   - bradicardia e blocco ventricolare
   - ipotensione (questo effetto può essere controllato dalla assunzione di questi farmaci lontano dagli ACE-inibitori)

5. *Digitale*

   L'uso della digitale va riservata essenzialmente a due situazioni cliniche:
   - nei primi 1-3 mesi di terapia nei soggetti con scompenso cardiaco lieve, in attesa che i farmaci sopra descritti facciano effetto.
   - nei soggetti che rimangono sintomatici nonostante la triplice terapia (ACE-inibitori, beta-bloccanti, diuretici).

   La dose di digossina con cui va iniziato, e in alcuni casi mantenuto, il trattamento è di 0,125 mg – 0,25 mg.

   Basse dosi (0,125 mg) andrebbero utilizzate nei pazienti con età maggiore di 70 anni, insufficienza renale, bassa massa corporea magra. Sono necessarie raramente alte dosi (0,50/die) nella gestione del paziente con scompenso cardiaco.

   Il monitoraggio periodico della digossinemia non è utile per valutare l'efficacia ma solo per individuare eventuali sovradosaggi (il test della digossinemia è stato sviluppato per determinare la tossicità del farmaco non l'efficacia terapeutica).

   Possibili effetti collaterali: aritmie, anoressia, nausea, vomito, disturbi visivi, disorientamento e confusione.

   La tossicità è incrementata da ipopotassiemia, ipomagnesemia, ipotiroidismo.

   Non va utilizzata in associazione ad altri farmaci antiaritmici.

6. *Antialdosteronici*

   Vanno utilizzati, a basse dosi, solo nei soggetti con sintomi a riposo e che già assumono i farmaci sopra ricordati, compresa la digossina: riducono il rischio di morte o di ospedalizzazione.

   Non vanno iniziati se K > 5 mmol/l, creatinina >2,5 mg/dl.

7. *Sartanici*

   Possono essere utilizzati al posto degli Ace-inibitori nel trattamento dello scompenso cardiaco

   L'associazione fra Sartanici e Ace-inibitori non è stata ancora sufficientemente valutata.

Gestione terapeutica nei soggetti con scompenso in stadio D (scompenso refrattario)

1. Va effettuato un tentativo di incrementare la diuresi potenziando la dose di diuretico, o, in alcuni casi, somministrando un' associazione di più diuretici.
2. Se il soggetto non risponde a queste misure, occorre procedere all'ospedalizzazione per iniziare il trattamento diuretico per via endovenosa.
3. Valutazione della tolleranza nei confronti dell' associazione fra ACE-inibitori e beta-bloccanti; in caso contrario è opportuno sospendere il trattamento.
4. Utilizzazione di farmaci inotropi positivi
5. Considerare il trapianto cardiaco

Riassunto presidi terapeutici nello scompenso cardiaco

	Stadio I	Stadio II	Stadio III	Stadio IV
1. ACE-inibitore o sartanico	In presenza di Ipertensione o diabete	Sì*	Sì*	Sì*
2. Beta-bloccante	In presenza di cardiopatia ischemica	Se pregresso IMA	Sì*	Sì*
3. Diuretico	No	No	Sì*	Sì*
4. Digitale	No	No	Se sintomatico, dopo 1. 2. 3.*	Sì*
5. Anti-aldosteronico	No	No	Se sintomatico, dopo 1.2.3.4.*	Sì*

*salvo controindicazioni

Applichiamo le informazioni ottenute nei quesiti di background

La persona assisitita è affetta da scompenso cardiaco in stadio 3 (soggetto sintomatico con anomalie strutturali cardiache: ipertrofia ventricolare, funzione sistolica ai limiti).

Manteniamo la terapia diuretica con tiazidico dal momento che non sono presenti segni importanti di ritenzione idrica o di insufficienza renale, che avrebbero preferibilmente richiesto un diuretico dell'ansa.

Aggiungiamo un ACE-inibitore ed un beta-bloccante, dopo aver verificato l'esistenza di controindicazioni, iniziando da dosaggi bassi, da aumentare se tollerati.

Non vi sono invece indicazioni alla digossina né agli anti-aldosteronici.

L'eventuale refrattarietà ai principi terapeutici sopra considerati porta a considerare il ruolo del trapianto cardiaco nei soggetti con severo scompenso cardiaco (**Quesito di background n.4**).

QUESITO DI BACKGROUND N. 4

Quale è il ruolo del trapianto di cuore nei soggetti con scompenso cardiaco?

Il trapianto di cuore va considerato una possibile strategia terapeutica nello scompenso cardiaco terminale, in assenza di forme alternative di trattamento nei soggetti con elevati livelli di *compliance* e di motivazione.

Benché non siano mai stati effettuati *trial* randomizzati controllati, si considera che il trapianto possa in alcuni casi migliorare la sopravvivenza a 5 anni circa nel 75% dei casi e la qualità della vita rispetto al trattamento standard.

Va comunque considerato che l'introduzione in terapia degli ACE-inibitori e dei beta-bloccanti ha notevolmente ridotto il numero di candidati al trapianto.

Sono considerate controindicazioni al trapianto:
- concomitanza di altre malattie con prognosi infausta
- abuso etilico o di stupefacenti
- mancanza di collaborazione da parte del soggetto o presenza di alterazioni cognitive
- ipertensione polmonare moderata
- insufficienza epatica o renale discreta
- ulcera peptica attiva

Le maggiori complicanze sono:
- a breve termine, il rigetto, responsabile di una discreta percentuali di decessi nel primo anno
- a lungo termine, le conseguenze dell'immuno-soppressione (infezioni, ipertensione, insufficienza renale, neoplasie, coronaropatia)

8. Controllo dell'evoluzione

L'insufficienza cardiaca è una condizione patologica cronica che può alternare fasi di compenso labile e di scompenso conclamato.

Diviene allora importante conoscere i parametri da tenere sotto controllo nei soggetti scompensati (**Quesito di background n.5**).

QUESITO DI BACKGROUND N.5

Quali sono i parametri da tenere sotto controllo durante il *follow-up* dei pazienti affetti da scompenso cardiaco?

1. *Valutazione della capacità funzionale*
   Sulla base del tipo, della durata e dell'intensità dei sintomi durante l'attività. Va indagata chiedendo al paziente l'abilità a svolgere alcune attività, da quelle sportive alle comuni attività per l'igiene e la custodia personale.
   Generalmente lo stato funzionale viene espresso mediante le classi NYHA, anche se esiste una discreta variabilità tra gli osservatori. Un altro metodo standardizzato è la distanza percorsa in 6 minuti di marcia.

2. *Valutazione dello stato di ritenzione idrica*
   Gli elementi utili sono:
   - turgore giugulare: è il segno clinico più affidabile
   - edemi periferici (degli arti, pre-sacrali, scrotali): considerare anche altre cause non cardiogene
   - rantoli polmonari: riflettono la velocità con la quale si è instaurato lo scompenso piuttosto che la sua severità
   - peso: affidabile nel breve periodo in quanto le modificazioni riflettono variazioni dello stato di idratazione. Al contrario diventa meno affidabile nel lungo periodo in quanto subentrano variazioni a carico dei depositi adiposi (dimagramento, sovrappeso) e muscolari (cachessia)

3. *Ricerca segni di ipoperfusione*
   Rivelano una funzionalità cardiaca gravemente depressa.
   - ipotensione
   - estremità fredde
   - tachicardia a riposo

4. *Monitoraggio laboratoristico*
   - elettroliti sierici
   - funzionalità renale

Non sono invece raccomandati controlli seriati di routine della radiografia del torace e dell'ecocardiogramma. Quest'ultimo va riservato, dopo la valutazione iniziale, ai casi in cui si ha un cambiamento repentino della sintomatologia o vi sia stata una modifica della terapia in grado di influire sulla funzionalità cardiaca.

Bibliografia

1. Hunt SA, Baker DW, Chin MH et al (2001) ACC/AHA Guidelines for the Evaluation and Management of Chronic Heart Failure in the Adult. Bethesda (MD): American College of Cardiology Foundation (ACCF). Documento disponibile in full-text in rete nel sito dell' ACC (American College of Cardiology): www.acc.org

2. Institute for Clinical Systems Improvement (ICSI) (2002) Congestive Heart Failure in Adults. Bloomington (MN): Institute for Clinical Systems Improvement (ICSI); p.71. Documento disponibile in full-text in rete nel sito dell'ICSI: www.icsi.org

3. Remme WJ, Swedberg K (2001) Guidelines for the Diagnosis and Treatment of Chronic Heart Failure. Eur Heart J 22 (17):1527-1560. Documento disponibile in full-text in rete: http://www.escardio.org/scinfo/Guidelines/diagnosis.pdf

Capitolo 4

Febbre, tachicardia, eritema al volto e al petto in una persona con soffio sistolico puntale, splenomegalia, riscontro di leucocitosi neutrofila e di elevati indici biologici di flogosi

Contiene informazioni su: febbre di origine sconosciuta, endocarditi

1. Scenario clinico

Una donna di 36 anni presenta da circa due mesi comparsa di episodi di febbre con temperatura superiore a 38,5°C, associata a brividi scuotenti e mialgie, in assenza di particolare sintomatologia d'organo; recatasi dal medico curante, questi prescriveva esami ematochimici che evidenziavano:

- velocità di eritrosedimentazione: 43 mm/1ᵃh
- leucociti: 10 200/mmc con neutrofilia
- proteina C Reattiva: 9 mg/dl
- fibrinogeno: 420 mg/dl
- nella norma risultavano i test esploranti la funzionalità epatica e renale e la coagulazione
- all'esame delle urine si rilevavano rare emazie, leucociti e cellule di sfaldamento nel sedimento

Nel sospetto di una malattia infettiva delle vie urinarie veniva intrapresa terapia antibiotica con fluorochinolonico senza alcuna la risoluzione del quadro.

Verifichiamo preliminarmente se il caso può rientrare nella definizione di febbre di origine sconosciuta (*Fever of Unknow Origin*, FUO) (**Quesito di background n.1**) e quali siano le più frequenti cause di FUO (**Quesito di background n.2**).

QUESITO DI BACKGROUND N. 1

Come si definisce una febbre di origine sconosciuta?

La FUO (Fever of Unknow Origin) è definita come una temperatura superiore a 38,3 °C, presente in diverse occasioni, per un periodo maggiore di tre settimane, con l'impossibilità di formulare una diagnosi dopo una settimana di accertamenti in regime di ricovero o ambulatoriali.

Esistono quattro categorie di FUO come illustrato nella Tabella che segue.

Categoria	Tipologia	Durata della febbre	Cause più comuni
Ospedaliera	Insorgenza acuta in soggetto ricoverato, nessuna infezione al momento del ricovero	Almeno tre giorni durante le indagini (compresi almeno due giorni di incubazione delle colture microbiologiche)	- tromboflebite settica - sinusite - colite da *Clostridium difficile* - febbre da farmaci
Neutropenica	Soggetto con 500 o meno neutrofili/µl o nei quali si preveda di raggiungere tali valori entro 1-2 giorni	Almeno tre giorni durante le indagini (compresi almeno due giorni di incubazione delle colture microbiologiche)	- infezioni perianali - aspergillosi - candidemia - Sepsi e/o polmonite da agenti opportunistici
Associata ad HIV	Soggetto sieropositivo per HIV	Almeno tre giorni durante le indagini in persone ricoverate (compresi almeno due giorni di incubazione delle colture microbiologiche) o quattro settimane come soggetto ambulatoriale	- mycobacterium avium/intracellulare, tubercolosi, - linfomi non-Hodgkin - febbre da farmaci
Classica	Tutti gli altri soggetti con febbre per tre o più settimane	Tre settimane o più; almeno tre visite ambulatoriali senza diagnosi	- infezioni - malattie infiammatorie - neoplasie maligne - febbre da farmaci - malattie antoimmuni - sarcoidosi

Quesito di background n. 2

Quali sono le più frequenti cause di FUO?

Infezioni	- Endocardite batterica
	- Brucellosi
	- Febbre tifoide, salmonellosi
	- Malattia di Lyme
	- Tubercolosi
	- Infezioni da rickettsie (compresa la febbre Q), icoplasmi, clamydie,
	- Infezioni virali (CMV, HIV, EBV, parvovirus B19)
	- Toxoplasmosi
Neoplasie	- Linfatiche (linfomi, leucemie)
	- Carcinomi (colon, pancreas, polmone, tiroide, rene, fegato)
	- Melanoma
Malattie immunoflogistiche	- Connettiviti (LES, artrite reumatoide, connettivite mista)
	- Eritema nodoso
	- Polimialgia reumatica
	- Vascoliti (arterite di Horton, arterite di Takayasu, malattia di Behcet, granulomatosi di Wegener, poliarterite nodosa)
	- Morbo di Still
Malattie granulomatose	- Morbo di Crohn
	- Sarcoidosi
Miscellanea	- Embolia polmonare
	- Infarto/necrosi tissutale
	- Febbre da farmaci

Approfondiamo l'anamnesi alla luce delle informazioni ottenute nei quesiti di background

In particolare ci interessa focalizzare l'attenzione su:
- viaggi
- attività lavorativa
- comportamenti a rischio (malattie sessualmente trasmesse, tossicodipendenza)
- possibili contatti con animali e volatili
- farmaci

Da un ulteriore colloquio non emergono dati che possano indirizzare in modo più specifico l'iter diagnostico; tra l'altro la persona assistita non accusa sintomi di verosimile origine intestinale e non ha assunto alcuna terapia nell'ultimo periodo.

Obiettivamente rileviamo
- Soffio olosistolico "dolce", irradiato alla linea ascellare anteriore, meglio udibile sul focolaio mitralico con sdoppiamento ampio del II tono.
- Milza percuotibile, con polo inferiore palpabile all'arcata costale: splenomegalia di 1° grado.
- Tachicardia, eccessiva rispetto alla febbre (incremento previsto: 8 battiti/minuto per ogni grado di temperatura $> 37°C$).
- Eritema al volto ed al petto di recente comparsa.
- Rimanente obiettività sistemica nella norma

2. Individuazione del problema clinico

Si può cosi definire il problema clinico:

> **Febbre, tachicardia ed eritema al volto e al petto in paziente con soffio sistolico puntale, splenomegalia, riscontro di leucocitosi neutrofila e di elevati indici biologici di flogosi**

3. Formulazione delle ipotesi

Applichiamo le informazioni ottenute nei quesiti di background

Sulla base dell'anamnesi e dell'esame obiettivo, alcune delle cause di FUO descritte sono, nel nostro caso, assai poco probabili. In particolare:
- l'assenza di episodi sinovitici articolari rende molto poco probabile l'ipotesi di un'artrite reumatoide
- l'assenza di aftosi orale e/o genitale rende molto poco probabile l'ipotesi di una Malattia di Behçet
- l'ipotesi di eritema nodoso è resa poco probabile dall'assenza delle tipiche lesioni cutanee
- le caratteristiche delle mialgie lamentate (diffuse, migranti, fugaci) non sono indicative di polimialgia reumatica (dolori prevalenti ai cingoli, con caratteristiche infiammatorie e marcata impotenza funzionale)
- la giovane età l'assenza di cefalea e di *claudicatio masticatoria* e di disturbi visivi rende poco probabile l'ipotesi di una arterite di Horton

Le **ipotesi diagnostiche** più probabili nel caso osservato sono quindi:

A. Patologia infettiva (Tabella 1)
B. Disordine eteroproliferativo (Tabella 2)
C. Connettiviti-vasculiti
    a) Connettivite lupica (Tabella 3)
    b) Arterite di Takayasu (Tabella 4)
    c) Morbo di Still (Tabella 5)
D. Malattie granulomatose
    a) sarcoidosi (Tabella 6)
    b) malattie infiammatoria cronica intestinale (Tabella 7)
E. Embolia polmonare (Tabella 8)

4. Verifica delle ipotesi

Passiamo quindi alla verifica delle ipotesi.

Tabella 1. Patologia infettiva

Test	Risultati attesi	Implicazioni cliniche
Emocolture, tre set a distanza di 30 minuti (devono essere mantenute per almeno due settimane per permettere l'eventuale crescita di microrganismi del gruppo HACEK - *Haemophilus spp*, *Actinobacillus*, *Cardiobacterium*, *Eikenella* e *Kingella*-)	Positività delle emocolture	Criterio maggiore per la diagnosi di endocardite infettiva. La positività per lo stesso germe in più emocolture indica comunque una batteriemia che può essere responsabile del quadro clinico
Urinocoltura positiva	Crescita di microrganismi	La febbre solitamente accompagna le infezioni delle alte vie urinarie (pielonefriti)
Widal-Wright, Weil-Felix	Positività delle siero-diagnosi	
Ricerca della *Brucella* su sangue periferico e midollare	Presenza del microrganismo nelle colture da sangue periferico e midollare	Diagnosi di brucellosi
Ricerca del Bacillo di Kock (BK) nelle urine in tre campioni e Tine test	Presenza del BK nelle urine e Tine test positivo	Diagnosi di infezione

continua **Tabella 1**

Test	Risultati attesi	Implicazioni cliniche
Tamponi genito-urinari	Presenza di germi comuni o *Clamydia trachomatis* o *Micoplasma hominis*	Solitamente non danno febbre a meno che sia associato un quadro clinico di *Pelvic Inflammatory Disease* (PID)
Sierologia per CMV, EBV, HIV, HCV ed HBV	Presenza degli anticorpi o evidenza dell'acido nucleico proprio dell'agente in causa	Diagnosi di infezione
Ecocardiogramma di superficie e transesofageo	Presenza di vegetazioni a carico dell'endocardio valvolare e non	Criterio maggiore per la diagnosi di endocardite batterica
Rx torace	Presenza di focolai infettivi polmonari, evidenza di linfoadenomegalie reattive	Rivela eventuali focolai infettivi polmonari o impegno mediastinico

Prima di valutare i risultati è opportuno richiamare alla memoria i criteri per la diagnosi di endocardite infettiva (**Quesito di background n.3**).

QUESITO DI BACKGROUND N. 3

Quali sono i criteri necessari per porre diagnosi di endocardite infettiva?

I più comunemente usati per la diagnosi di endocardite sono i criteri di Duke.
Maggiori
1) *emocolture positive* per organismi tipicamente coinvolti nelle endocarditi come *Streptococcus viridans, Streptococcus bovis,* gruppo HACEK, *Staphylococcus aureus* o *Enterococchi*
2) *batteriemia persistente*:
   ≥ 2 emocolture positive eseguite ad almeno 12 ore di distanza l'una dall'altra oppure
   ≥ 3 emocolture positive eseguite a distanza di un'ora l'una dall'altra oppure
   ≥ 70% delle emocolture positive se ne sono state eseguite più di quattro
3) *evidenza di coinvolgimento cardiaco*:
   ecocardiogramma positivo per vegetazioni variabili, o ascessi o perforazione valvolare o nuova deiscenza di valvola sintetica o comparsa di nuovo rigurgito valvolare

Minori
1) *patologie cardiache predisponenti o tossicodipendenza*
2) *febbre* ≥ 38°C
3) *fenomeni vascolari:* embolo arterioso maggiore, emboli polmonari settici, aneurismi micotici, emorragie cerebrali, lesioni di Janeway
4) *fenomeni immunologici:* glomerulonefrite, noduli di Osler, macchie di Roth, fattore reumatoide positivo
5) *emocolture* positive ma che non rispondono alle caratteristiche dei criteri maggiori
6) *ecocardiogramma* positivo ma che non risponde alle caratteristiche dei criteri maggiori

La diagnosi di endocardite si basa sulla presenza di:
- 2 criteri maggiori
- 1 criterio maggiore e 3 minori
- 5 criteri minori

Tabella 2. Disordine eteroproliferativo

Test	Risultati attesi	Implicazioni cliniche
Esame obiettivo	- Linfoadenomegalie superficiali da sottoporre eventualmente a biopsia - Lesioni iperpigmentate - Noduli tiroidei da sottoporre ad eventuale esame cito/istologico - Noduli mammari - Tumefazione testicolare	Il riscontro di reperti sospetti deve portare al rispettivo accertamento di secondo livello
Ecografia tiroide	- Noduli solidi	Da sottoporre eventualmente ad agoaspirato
TAC torace addome	- Linfoadenomegalie profonde - Lesioni focali a carico dei parenchimi toracici o addominali	Aumenta la probabilità che il quadro clinico sia la manifestazione di una neoplasia
Biopsia osteomidollare	Infiltrato midollare da parte di cellule neoplastiche	Indicativo linfoma o di metastasi ossee da neoplasia in stato avanzato
Colonscopia	Lesioni neoplastiche	Aumenta la probabilità che il quadro clinico sia la manifestazione di una neoplasia

N.B.: L'esame di eventuali altri organi bersaglio va rimandato ai casi in cui le indagini iniziali abbiano dato esito negativo

Tabella 3. Connettiviti-vascoliti: lupus eritematoso sistemico

Test	Risultati attesi	Implicazioni cliniche
Emocromo	Anemia Leucopenia Piastrinopenia	Indice di coinvolgimento ematico o midollare di malattia
Esame urine standard Proteinuria delle 24h	Cilindruria Proteinuria	Indice di coinvolgimento renale di malattia
Anticorpi anti-nucleo (ANA) Anticorpi anti-DNAn Anticorpi anti-Sm	Presenti Presenti Presenti	Anti-DNAn = diagnostico Anti-Sm = diagnostico (altamente specifico, mediamente sensibile)
Anamnesi ed es.obiettivo	Storia di artrite, fotosensibilità o afte/ulcerazioni orali	Indice di interessamento cutaneo o articolare di malattia Elemento suggestivo
Rx torace	Versamento pleurico	Indice di interessamento sierositico di malattia
Ecocardiogramma	Versamento pericardico	Indice di interessamento sierositico di malattia
Tempo di protrombina (PT), Tempo Parziale Tromboplastina (PTT) VRDL (Test per la sifilide) Anticoagulante Lupus - Like (LAC)Anticorpi anticardiolipina	Allungamento del PT Falsa positività della VRDL Presenza di LAC o di anticorpi anti-cardiolopina	Indica l'associazione di immunità antifosfolipidi

Tabella 4. Arterite di Takayasu

Test	Risultati attesi	Implicazioni cliniche
Anamnesi	- Artromialgie - Calo ponderale - Claudicatio degli arti superiori	Sintomi clinici di sospetto
Esame obiettivo	- Febbricola - possibile scomparsa dei polsi periferici - Differenza di almeno 10 mmHg dei valori pressori diastolici tra le due braccia - Soffi lungo il decorso delle succlavie o dell'aorta addominale	Segni clinici di sospetto
Indici biologici di flogosi	Elevati	Indicano la natura infiammatoria dell'eventuale interessamento vascolare. Aspecifico
Doppler ed arteriografia dei tronchi interessati dai deficit circolatori	Presenza di anomalie quali stenosi, aneurismi, circoli collaterali	Documentano l'interessamento vascolare

Tabella 5. Morbo di Still

Test	Risultati attesi	Implicazioni cliniche
Anamnesi	- Artromialgie - Entesite	Elementi aspecifici ma utili insieme ad altri alla diagnosi che è clinica
Esame obiettivo	- Febbre - Linfoadenomegalie e Splenomegalia - Rash maculo-papulare (tipicamente risparmiate le aree periorbitali)	Segni clinici o laboratoristici di sospetto (bassa specificità)
Emocromo	- Leucocitosi neutrofila	Segni clinici o laboratoristici di sospetto (bassa specificità)
Ferritina	- Aumentata	Segni clinici o laboratoristici di sospetto (bassa specificità)

La diagnosi di M. di Still richiede comunque l'esclusione di possibili diagnosi alternative

Tabella 6. Malattie granulomatose: sarcoidosi

Test	Risultati attesi	Implicazioni cliniche
Biopsia polmonare (o di altre sedi coinvolte ad eccezione di linfonodi laterocervicali e fegato)	Riscontro istologico di tipici granulomi non caseosi	Necessaria ma non sufficiente; i granulomi non sono così specifici (presenti anche in infezioni e neoplasie) da consentire di per sé la diagnosi
Intradermoreazione	a) Anergia cutanea	Test diagnostici
Livelli sierici di ACE	b) Elevati in 2/3 dei casi (5% falsi positivi)	complementari utili soprattutto per la valu-
Calciuria 24h	c) Ipercalciuria	tazione dell'attività di
Scintigrafia con Gallio	d) Iperaccumuli scintigrafici nelle sedi tipiche (polmone, fegato, milza, parotidi, linfonodi ilari e pelvici)	malattia La diagnosi deriva dalla combinazione di reperti cli-
Lavaggio broncoalveolare (BAL)	e) Predominanza di linfociti (normalmente < 20%), con prevalenza di CD4	nici, radiologici ed istologici

Tabella 7. Malattie infiammatorie croniche dell'intestino

Test	Risultati attesi	Implicazioni cliniche
Colon-ileoscopia con biopsia	Aspetto macroscopico ed istologico compatibile	*Gold standard* diagnostico

Tabella 8. Embolia polmonare

Test	Risultati attesi	Implicazioni cliniche
D-dimeri	> 500 ng/ml	Aumenta la probabilità clinica di embolia polmonare
Scintigrafia polmonare perfusionale	Evidenza di aree non perfuse	Aumenta la probabilità clinica di embolia polmonare

5. Risultati degli esami eseguiti

Il piano di studio svolto per la verifica delle ipotesi formulate ha fornito i seguenti elementi discriminanti:

Esami eseguiti nell'ipotesi di una patologia infettiva
- emocolture: 2 emocolture positive per la presenza di Streptococco viridans
- ecocardiogramma di superficie e transesofageo: presenza all'ecocardiogramma transesofageo di vegetazioni a carico del lembo postero-mediale della valvola mitralica di dimensioni inferiori ai 2 mm (quindi non visibili all'ecocardiogramma di superficie)
- altri esami colturali (tampone faringeo, genitale e urinocoltura): negativi
- ricerca del BK nelle urine in 3 campioni, Tine test e RX torace: negativi
- sierologia per CMV, EBV, HIV, HCV ed HBV; Widal Wright; Weil Felix: negativa per infezione in atto
- Ricerca Brucella: negativa
⇨ *Gli elementi raccolti soddisfano due dei criteri maggiori di Duke, consentendo così la diagnosi di endocardite infettiva*

Esami eseguiti nell'ipotesi di un disordine eteroproliferativo
- l'esame obiettivo non rivela linfoadenomegalie da analizzare istologicamente, nè lesioni iperpigmentate, nè noduli mammari o tiroidei
- ecografia tiroide: tiroide normale per dimensione ed ecostruttura; assenza di lesioni focali
- biopsia osteomidollare: quadro reattivo
- TAC torace-addome: assenza di lesioni neoplastiche
- ileocolonscopia: assenza di lesioni neoplastiche
⇨ *Non è emerso alcun elemento positivo per la diagnosi di disordine eteroproliferativo*

Esami eseguiti nell'ipotesi di connettivite-vascolite
a) Connettiviti lupica
- emocromo: leucocitosi neutrofila, lieve anemia da flogosi
- esame urine: rari leucociti in assenza di proteinuria significativa
- ANA, ENA, anti-DNAn, ACA: negativi
- coagulazione e LAC: nella norma la coagulazione, assente il LAC
- Rx torace ed ecocardiogramma: non segni di sierosite o versamento
⇨ *La diagnosi di LES appare assai poco probabile*

b) Arterite di Takayasu
- Anamnesi: non riferiti disturbi agli arti superiori evocativi di *claudicatio* (solo artromialgie)

- esame obiettivo: presenza di febbre, ma polsi radiali uguali e simmetrici; non soffi arteriosi udibili
- doppler arti superiori e vasi epiaortici: non anomalie vascolari di rilievo (l'arteriografia non è stata eseguita data la bassa probabilità clinica di arterite e l'invasività dell'esame)
⇨ *La diagnosi di arterite di Takayasu può con buona probabilità essere esclusa*

c) Morbo di Still

Alcuni elementi di anamnesi, es. obiettivo e laboratorio possono supportare l'ipotesi di Morbo di Still nella nostra assistita; la diagnosi di questa patologia richiede però l'esclusione di possibili diagnosi alternative.

Esami eseguiti nell'ipotesi di granulomatosi
a) Sarcoidosi

Per l'assenza di organi bersaglio, non è stato condotto alcun esame istologico; la radiografia del torace non ha comunque mostrato elementi suggestivi per la diagnosi di sarcoidosi (in particolare non interstiziopatia né linfoadenomegalie). Non sono state perciò approfondite le indagini in tale senso.

b) Malattia infiammatoria cronica dell'intestino

Colon-ileoscopia: essendo giunti i risultati delle emocolture e dell'ecocardiogramma prima che fosse eseguita, e non essendo implicati nell'eziologia dell'endocardite agenti che si associano a neoplasie intestinali (enterococchi), si è deciso di soprassedere dall'esecuzione dell'esame.

Esami eseguiti nell'ipotesi di embolia polmonare
- D-dimeri: 90 ng/ml
- scintigrafia polmonare perfusionale: normale
⇨ *La diagnosi di Embolia polmonare può, con alta probabilità, essere esclusa.*

6. Definizione della diagnosi

Poiché i dati in nostro possesso hanno consentito di stabilire la diagnosi di endocardite infettiva, ci domandiamo quali siano i microrganismi più spesso in causa (**Quesito di background n.4**); verifichiamo inoltre i criteri diagnostici delle endocarditi infettive (**Quesito di background n.5**).

QUESITO DI BACKGROUND N. 4

Quali sono i microrganismi più spesso in causa nelle endocarditi?

- *Endocardite acquisita in comunità su valvole native o protesiche*
  Streptococcus viridans, Streptococcus bovis, Staphylococcus aureus, batteri del gruppo HACEK, enterococco

- *Endocardite nosocomiale su valvole protesiche*
  Stafilococchi-coagulasi negativi, *Staphylococcus aureus*, bacilli Gram-negativi, difteroidi, funghi

- *Endocardite nei tossicodipendenti che utilizzano droghe per via endovenosa*
  Staphylococcus aureus (cuore destro), *Pseudomonas aeruginosa, Candida* (cuore sinistro)

QUESITO DI BACKGROUND N. 5

Quali sono i principali segni clinici e di laboratorio delle endocarditi infettive?

- *Sintomi sistemici*
  Febbre, brividi e sudorazione, anoressia, perdita di peso e malessere, mialgie, artralgie

- *Esame obiettivo*
  Soffio cardiaco, splenomegalia, dita a bacchetta di tamburo

- *Manifestazioni neurologiche*
  Ictus embolico, meningite asettica o purulenta, emorragia intracranica da infarti emorragici o da rottura di aneurismi micotici, convulsioni ed encefalopatia

- *Manifestazioni vascolari*
  Noduli di Osler, emorragie a scheggia, lesioni di Janeway e macchie di Roth, emboli arteriosi, petecchie muco-cutanee

- *Alterazioni laboratoristiche*
  Anemia, leucocitosi, VES elevata, fattore reumatoide, presenza di immunocomplessi circolanti, riduzione dei livelli sierici del complemento

7. Scelta della terapia

Essendo le conclusioni in favore di una endocardite infettiva da streptococo viridans in soggetto portatore di insufficienza mitralica, rivediamo i presidi terapeutici disponibili (**Quesito di background n. 6**).

QUESITO DI BACKGROUND N. 6

Quali sono i presidi terapeutici disponibili per la cura dell'endocardite infettiva?

La terapia è antibiotica, scelta sulla base dello specifico agente eziologico e dell'antibiogramma, ricorrendo a farmaci battericidi a somministrazione parenterale per un lungo periodo.

La terapia antibiotica empirica non dovrebbe essere somministrata nei soggetti emodinamicamente stabili con endocardite subacuta prima di ottenere l'esito delle emocolture.

I soggetti con endocardite acuta o con un deterioramento delle condizioni emodinamiche, che possono richiedere anche un intervento chirurgico urgente, vanno trattati empiricamente subito dopo aver prelevato tre set di emocolture.

Nella maggior parte dei soggetti la terapia antibiotica porta ad un miglioramento clinico e alla scomparsa della febbre in 5-7 giorni. Le emocolture vanno riprese se c'è recrudescenza della febbre e controllate nuovamente quattro-sei settimane dopo la fine della terapia per documentare la guarigione.

Applichiamo le informazioni ottenute nei quesiti di background

La terapia di scelta in caso di endocardite da *Streptococcus viridans* è la Penicillina G alla dose di 2-3 milioni di Unità e.v. ogni 4 ore per 4 settimane.

La persona assistita riferisce tuttavia di aver presentato in passato una reazione allergica alla somministrazione di beta-lattamici; in tal caso l'antibiotico di seconda scelta è la Vancomicina.

Intraprendiamo perciò terapia con Vancomcina 15 mg/kg e.v. x 3 /die, che proseguiamo per 4 settimane.

Si è assistito alla scomparsa della febbre nel giro di 3-4 giorni.

Le emocolture di controllo eseguite sono risultate negative.

8. Controllo dell'evoluzione

Per la profilassi delle recidive ci poniamo il quesito se in un soggetto con insufficienza mitralica e precedente episodio di endocardite batterica sia indicata una adeguata profilassi (**Quesito di foreground sulla prevenzione**).

QUESITO DI FOREGROUND SULLA PREVENZIONE

In un soggetto con insufficienza mitralica e precedente episodio di endocardite batterica, è indicata la profilassi della stessa?

Un precedente episodio di endocardite batterica colloca il soggetto in una categoria ad alto rischio di endocardite. E' perciò indicata la profilassi antibiotica (amoxicillina 2 g per os; se allergia alla penicillina: claritromicina 500mg - 1 h prima dell'intervento) in caso di:
- estrazione dentaria e interventi odontoiatrici maggiori
- tonsillectomia e adenoidectomia
- broncoscopia con strumento rigido
- scleroterapia di varici esofagee
- dilatazione di stenosi esofagee
- ERCP con disostruzione biliare
- chirurgia delle vie biliari
- interventi che coinvolgono la mucosa intestinale
- cistoscopia
- interventi sulle vie urinarie

La profilassi è invece opzionale in caso di:
- procedure endoscopiche
- isterectomia per via transvaginale
- parto naturale

Capitolo 5

Episodi ricorrenti di tosse produttiva, dispnea, febbricola in una donna ex-fumatrice e con precedente diagnosi di broncopneumopatia cronica ostruttiva

Contiene informazioni su: gestione clinica delle riacutizzazione di BPCO

1. Scenario clinico

Viene alla nostra osservazione una donna di 58 anni, ex-fumatrice di più di 10 sigarette al giorno per circa 20 anni e che ha abbandonato da ormai 5 anni l'abitudine tabagica. Riferisce di soffrire da tempo di bronchite cronica che tratta di propria iniziativa con salbutamolo in puff al bisogno; 5 o 6 volte all'anno si verificano episodi di riaccensione di tosse produttiva talvolta associati a rialzo termico. Presenta, da circa una settimana, nuovamente tosse produttiva associata ad aumento di volume dell'escreato, incremento della dispnea a riposo, astenia e febbricola.

Obbiettivamente presenta: all'ispezione, utilizzo dei muscoli accessori della respirazione, allargamento degli spazi intercostali, torace iperespanso; alla palpazione, ipoespansibilità toracica e riduzione del fremito vocale tattile (FVT); alla percussione, iperfonesi plessica, ipomobilità delle basi; all'ascoltazione, riduzione del murmure vescicolare su tutto l'ambito e crepitii alla base polmonare destra. Nessun' altra modificazione significativa dell'esame obiettivo

2. Individuazione del problema clinico

Sembra quindi potersi così definire il problema clinico:

Episodi ricorrenti di tosse produttiva, dispnea, febbricola in una donna ex-fumatrice e con diagnosi di BPCO

3. Formulazione delle ipotesi

La prima domanda che ci si pone è se il quadro clinico presentato dalla signora possa essere causato da una riacutizzazione infettiva (**Quesito diagnostico n.1**).

QUESITO DIAGNOSTICO N. 1

In un soggetto con BPCO, la presenza di tosse produttiva, l'aggravamento della dispnea a riposo e la febbricola rendono probabile la diagnosi di riacutizzazione infettiva?

La risposta è affermativa, cioè la presenza nella nostra assistita di tosse produttiva e di aggravamento della dispnea a riposo rende probabile la diagnosi di riacutizzazione infettiva, a patto che siano escluse altre frequenti patologie tra cui la sinusite ed il reflusso gastro-esofageo.

Applichiamo le informazioni ottenute e formuliamo le ipotesi diagnostiche

A. Riacutizzazione infettiva di BPCO legata ad esposizione a fumo di sigaretta (Tabella 1)

B. BPCO complicata da patologia polmonare (bronchiectasie, micobatteriosi, neoproliferazioni, polmonite) (Tabella 2)

C. Riacutizzazione infettiva di BPCO ad eziologia non tabagica (Immunodeficienza comune variabile, deficit selettivo di IgA) deficit alfa1-antitripsina (Tabella 3)

D. Reflusso gastro-esofageo

E. Sinusite

4. Verifica delle ipotesi

Prima di definire il piano di studio ci domandiamo se le metodiche microbiologiche siano in grado di confermare la diagnosi di riacutizzazione batterica di BPCO (**Quesito diagnostico n. 2**).

QUESITO DIAGNOSTICO N°2

In una persona affetta da BPCO, le metodiche microbiologiche e in particolare l'evidenza di crescita batterica all'esame colturale dell'espettorato permettono di porre diagnosi di riacutizzazione batterica di BPCO?

- le metodiche microbiologiche, come la ricerca diretta con colorazione Gram e le colture batteriche dell'escreato, rivestono un *valore estremamente limitato* nella diagnosi di riacutizzazione infettiva in corso di BPCO

- l'esame colturale dell'escreato con relativo antibiogramma trova indicazione *solo* nei pazienti con *suppurazione bronchiale cronica soggetti a riacutizzazioni frequenti*, in cui è probabile che tali riacutizzazioni possano essere legate ad infezioni da germi multiresistenti, come le Enterobacteriaceae e lo Pseudomonas

Tabella 1. Riacutizzazione infettiva di BPCO legata ad esposizione a fumo di sigaretta

Test	Risultati attesi	Implicazioni cliniche
Anamnesi Es. obiettivo	Aggravamento dispnea Tosse produttiva Febbre/febbricola	La diagnosi di riacutizzazione è clinica
Esclusione altre ipotesi	Vedi punti successivi	Necessaria per la conferma diagnostica
Esame colturale dell'escreato	Crescita germi multiresistenti	Indicato solo nei soggetti con riacutizzazioni frequenti per individuare eventuali germi multiresistenti

Ci domandiamo preliminarmente se il quadro clinico ed il quadro radiologico polmonare (**Quesito diagnostico n. 3**) costituiscano momenti necessari e sufficienti per la diagnosi delle complicanze polmonari.

Quesito diagnostico n. 3

In un soggetto con BPCO, la presenza di tosse produttiva, l'aggravamento della dispnea a riposo, la febbricola e il riscontro obiettivo di crepitii basali monolaterali rendono probabile una complicanza polmonare dovuta a polmonite, micobatteriosi, neoproliferazione, bronchiectasie? La negatività eventuale di una radiografia del tenore esclude la diagnosi?

L'esame obiettivo toracico è un test diagnostico scarsamente riproducibile; sintomi o segni individuali hanno caratteristiche inadeguate per confermare o escludere di per sè la diagnosi di polmonite: per una diagnosi di certezza è necessario eseguire una radiografia toracica.

Non esistendo evidenze certe (zona grigia) su ciò che riguarda il valore predittivo della clinica in corso di bronchiectasie, micobatteriosi, neoproliferazione non possiamo stabilire, in base solo alla anamnesi e all'esame obiettivo, la probabilità di tali patologie.

L'assenza di lesioni compatibili con bronchiectasie alla radiografia del torace non permette una diagnosi di certezza; il *gold standard* per la diagnosi è rappresentato dalla TAC del torace.

Tabella 2. BPCO complicata da malattia polmonare

Test	Risultati attesi	Implicazioni cliniche
Radiografia del torace	Addensamenti flogistici Nodulo polmonare Alterazioni parenchimali	Da eseguire sempre nel sospetto di addensamento polmonare, per la sua conferma, poco sensibile per le bronchiectasie
TAC torace	Bronchiectasie Alterazioni parenchimali	*Gold standard* per l'individuazione di bronchiectasie
Tine-test	Positivo	Indica pregresso contatto con il bacillo di Koch
Ricerca micobatteri nei liquidi biologici (urine, succo gastrico)	Presenza bacilli alcol-acido resistenti (BAAR)	Conferma una infezione micobatterica in atto

Tabella 3. Riacutizzazione infettiva di BPCO ad eziologia non tabagica

Test	Risultati attesi	Implicazioni cliniche
Elettroforesi proteine sieriche	Deficit alfa1-globuline Deficit di gamma-globuline	Nel deficit di alfa1-antitripsina Nelle ipogamma-globulinemie
Immunodiffusione sierica	Deficit di tutte le sottoclassi o delle sole IgA	Nell'immunodeficienza comune variabile oppure nel deficit selettivo di IgA
Dosaggio alfa1 antitripsina	Ridotta	Per evidenziare le forme eterozigoti di deficit di alfa1-antitripsina

Sinusite

Definiamo gli elementi clinici maggiormente predittivi di sinusite (**Quesito diagnostico n. 4**).

QUESITO DIAGNOSTICO N. 4

Quali sono gli elementi clinici maggiormente predittivi di sinusite?

1. Tre sintomi: - dolore all'arcata dentaria mascellare
   - scarsa risposta ai decongestionanti
   - storia di rinorrea purulenta

   e due segni: - evidenza di secrezioni purulente nella cavità nasale
   - anomalie alla transilluminazione

   risultano essere maggiormente predittivi per sinusite acuta

2. La presenza di meno di due dei cinque criteri rende poco probabile la diagnosi di sinusite

Tabella 4. Sinusite

Test	Risultati attesi	Implicazioni cliniche
Esame rino-laringoscopico	Secrezione purulenta nella cavità nasale	Conferma la diagnosi
Transilluminazione dei seni paranasali	Anomalie	Conferma la diagnosi*

* il test è comunque di limitata utilità diagnostica e di basso valore predittivo

5. Risultati degli esami eseguiti

Esami eseguiti nell'ipotesi di riacutizzazione infettiva di BPCO
   - clinica: suggestiva
   - esame colturale dell'escreato: colonie di *Moraxella catharralis*
⇨ *L'ipotesi di riacutizzazione infettiva di BPCO è altamente probabile; rimane da escludere la presenza di altre complicanze o la diversa genesi della BPCO*

Esami eseguiti nell'ipotesi di BPCO con complicanze polmonari
   - Rx torace: segni di broncopneumopatia cronica
   - TAC del torace: segni di interstiziopatia compatibile con broncopneumo-patia
   - tine-test: negativo
   - ricerca micobatteri nei liquidi biologici: assenti
⇨ *L'ipotesi di complicanze polmonari in corso di BPCO può essere esclusa con alta probabilità*

Esami eseguiti nell'ipotesi di BPCO secondaria ad eziologia diversa da abuso tabagico (immunodeficienza comune variabile, deficit selettivo di IgA, deficit di alfa1-antitripsina)
   - elettroforesi sieroproteica: lieve aumento delle gammaglobuline, frazioni alfa1 e alfa2 normali
   - immunodiffusione radiale: normale rappresentazione delle classi immu-noglobuliniche
   - dosaggio alfa1-antitripsina: nella norma
⇨ *L'ipotesi di concause ulteriori all'abuso tabagico nell'eziologia della BPCO non è confermata*

Ipotesi di reflusso gastro-esofageo

Questa ipotesi era già stata ritenuta sufficientemente poco probabile sulla scorta del quadro clinico privo di qualsiasi elemento suggestivo.

⇨ *La diagnosi di reflusso gastro-esofageo può, con alta probabilità, essere esclusa*

Esami eseguiti nell'ipotesi di sinusite

- rinolaringoscopia: assenza di secrezione purulenta nelle cavità nasali
⇨ *La diagnosi di sinusite può con alta probabilità essere esclusa*

6. Definizione della diagnosi

Nella persona da noi assistita poniamo quindi diagnosi di riacutizzazione infettiva in corso di BPCO secondaria ad esposizione a fumo di sigaretta.

7. Scelta della terapia

Si pone ora il problema se trattare la persona assistita a domicilio o provvedere ad un suo ricovero in ambiente ospedaliero (**Quesito di background n. 1**).

QUESITO DI BACKGROUND N. 1

In un soggetto in cui si sospetta una riacutizzazione di BPCO, quali sono i criteri per decidere il ricovero in ambiente ospedaliero?

Il ricovero ospedaliero va preso in considerazione nei soggetti con aumento della dispnea, della tosse e dell'espettorato e con una o piu' delle seguenti caratteristiche:

- sintomi che non rispondono adeguatamente, nonostante congrua terapia domiciliare
- incapacità da parte di un soggetto, precedentemente abile, a muoversi da una stanza all'altra
- incapacità di mangiare o dormire, determinata dalla dispnea
- incapacità da parte del soggetto, valutata da un medico e/o dalla famiglia, di gestire la terapia domicilare
- presenza di patologie associate ad alto rischio, polmonari (ad esempio polmonite) o non polmonari
- progressione o persistenza nel tempo della sintomatologia
- aggravamento dell'ipossiemia, aggravamento o nuova insorgenza di ipercapnia, insorgenza o peggioramento di sintomi suggestivi per cuore polmonare

Applichiamo le informazioni ottenute nel quesito di background alla nostra assistita

Nel nostro caso, la persona assistita era stata ammessa in reparto in quanto soddisfaceva due dei criteri necessari per il ricovero:
1. incapacità a dormire e ad alimentarsi
2. incapacità a muoversi da una stanza all'altra, all'interno della propria abitazione.

Avvertiamo ora l'esigenza di assumere ulteriori informazioni sul ruolo terapeutico dell' ossigenoterapia (**Quesito terapeutico n. 1**), della terapia antibiotica (**Quesito terapeutico n. 2**), di quella steroidea (**Quesito terapeutico n. 3**) e infine della terapia broncodilatatrice (**Quesito terapeutico n. 4**).

QUESITO TERAPEUTICO N. 1

In un soggetto con riacutizzazione di BPCO, l'ossigeno terapia è sempre indicata?

Indicazioni all'ossigenoterapia nei soggetti con BPCO riacutizzata sono:

- L'ossigenoterapia durante le riacutizzazioni deve essere somministrata alla dose minima efficace per mantenere la $SO_2 > 90\%$; occorre tener bene presente che la somministrazione di dosi eccessive di ossigeno può alterare il meccanismo di regolazione della respirazione - che in questo gruppo di soggetti dipende prevalentemente dalla concentrazione di O2 plasmatica - facendo quindi peggiorare l'ipercapnia e precipitare il paziente in acidosi respiratoria.
- Se il paziente si presenta in acidosi respiratoria (pH<7,35) deve essere considerata l'opportunità di un supporto ventilatorio meccanico

Queste sono tutte raccomandazioni basate sul consenso; le successive indicazioni si riferiscono particolarmente al trattamento della BPCO cronica:

- PaO_2 minore o uguale a 55 mmHg
oppure, se ci sono segni di cuore polmonare, PaO_2 compresa tra 56 e 59 mmHg

QUESITO TERAPEUTICO N. 2

In un soggetto con riacutizzazione di BPCO, la terapia antibiotica è efficace nel ridurre la durata e l'intensità della sintomatologia? In caso affermativo, qual è l'antibiotico di scelta?

Una meta-analisi di nove studi ha evidenziato un modesto beneficio con l'utilizzo della terapia antibiotica in corso di riacutizzazione di BPCO; i pazienti trattati vanno incontro ad un miglioramento del picco di flusso espiratorio modesto ma significativamente più elevato rispetto ai pazienti trattati con placebo ed hanno inoltre una modesta ma significativa riduzione della durata e della gravità dei sintomi.

Tali benefici sono stati maggiormente evidenti nei pazienti con riacutizzazioni gravi.

Per il trattamento dei pazienti ambulatoriali sono preferiti l'amoxicillina, il cotrimoxazolo e la doxiciclina; per i pazienti in condizioni cliniche severe o in cui si sospettino microrganismi resistenti sono consigliati una cefalosporina di seconda o terza generazione, fluorochinolonici, macrolidi o una penicillina ad ampio spettro.

QUESITO TERAPEUTICO N. 3

In un soggetto con riacutizzazione di BPCO, la terapia steroidea è efficace nel ridurre la durata e la gravità della sintomatologia e dell'ostruzione respiratoria?

Dati ricavati dal *Systemic Corticosteroids in COPD Exacerbations Trial* supportano l'utilizzo dei corticosteroidi nei pazienti ricoverati per una riesacerbazione in corso di BPCO.

I pazienti trattati con corticosteroidi per via sistemica:
- vanno incontro in percentuale minore a deterioramento delle funzioni respiratorie
- hanno un miglioramento dei valori spirometrici ed una minore durata del ricovero ospedaliero

QUESITO TERAPEUTICO N. 4

Nonostante in corso di riacutizzazione infettiva di BPCO, la broncocostrizione non sia la sola o la più importante causa di ostruzione delle vie respiratorie, l'uso dei beta-agonisti e/o degli anticolinergici e/o dei teofillinici migliora la sintomatologia riducendo la dispnea e la tosse? L'associazione di tali farmaci comporta vantaggi rispetto all'utilizzo singolo?

Studi comprendenti pazienti con BPCO stabile supportano l'efficacia della terapia di combinazione con questi farmaci (in particolare associazione di beta-agonisti e anticolinergici), più incerte rimangono le evidenze circa l'adozione di questa associazione in corso di riacutizzazione di BPCO (area grigia).

Va considerata invece l'opportunità di utilizzare dei distanziatori che facilitano l'assunzione di questi farmaci.

Applichiamo le informazioni ottenute dal quesito di background al nostro caso

-   nella nostra assistita sono assenti segni di cuore polmonare; all'esame emogasanalitico la pO_2 è pari a 74 mmHg, SO_2 pari al 96%: non vi è quindi indicazione all'ossigenoterapia
-   considerate le frequenti riacutizzazioni e vista la scarsa predittività dell'esame colturale dell'escreato non possiamo escludere la presenza di un germe resistente; scegliamo perciò un antibiotico di secondo livello: telitromicina 800 mg/die
-   decidiamo inoltre di somministrare alla nostra paziente metilprednisolone 100mg per tre volte al dì per via endovenosa
-   stabiliamo infine di mantenere la terapia con salbutamolo, già eseguita a domicilio, aumentando la dose a 4 puff ogni 4 ore

8. Controllo dell'evoluzione

In una malattia cronica soggetta a ripetute riattivazioni, la definizione dei mezzi di prevenzione secondaria è essenziale per un loro eventuale impiego. In particolare ci domandiamo quale sia il ruolo dell' associazione di più broncodilatatori (**Quesito terapeutico n. 5**), degli steroidi (**Quesito terapeutico n. 6**), della vaccinazione anti-influenzale (**Quesito sulla prevenzione n. 1**) e della profilassi antibiotica (**Quesito sulla prevenzione n. 2**) nella prevenzione delle riacutizzazioni della malattia.

Quesito terapeutico n. 5

In un soggetto con BPCO stabile, l'associazione di più broncodilatatori rispetto al loro utilizzo singolo migliora la sintomatologia?

Trial randomizzati controllati hanno mostrato che la terapia di combinazione (anticolinergico + beta-agonista) è maggiormente efficace nel ridurre la sintomatologia in pazienti con BPCO stabile rispetto all'utilizzo di un singolo broncodilatatore

Quesito terapeutico n. 6

Nei soggetti con BPCO stabile, l'utilizzo di steroidi per via inalatoria riduce il numero delle riacutizzazioni infettive? Migliora la sintomatologia (tosse, espettorato, dispnea)?

Un trial randomizzato controllato in cui sono stati arruolati 365 soggetti, un gruppo dei quali trattati per sei mesi con fluticasone per via inalatoria non ha mostrato una riduzione del numero totale di recidive nel gruppo trattato con fluticasone e un altro con placebo, ma ha invece individuato una riduzione significativa del numero di riacutizzazioni moderate (che richiedono l'intervento di un medico) o severe.

Nei pazienti trattati con fluticasone rispetto a quelli trattati con placebo si ha una riduzione della tosse e dell'espettorato ma non della dispnea e dell'utilizzo di broncodilatatori, ed un aumento della distanza media percorsa in sei minuti.

Quesito sulla prevenzione n. 1

Nei soggetti con BPCO, le vaccinazioni anti-infuenzale ed anti-pneumococcica riducono la frequenza delle riacutizzazioni?

La vaccinazione anti-influenzale annuale sembra ridurre il numero di recidive infettive; in particolare la morbilità ma anche la mortalità per influenza è ridotta approssimativamente del 50% nei soggetti vaccinati, nei quali c'è inoltre una riduzione del numero di ospedalizzazioni.

Non ci sono evidenze certe riguardo alla vaccinazione anti-pneumococcica; l'orientamento attuale è di consigliare ai soggetti con BPCO di sottoporsi a tale vaccino almeno una volta nella vita e se possibile di ripeterlo a distanza di 5-10 anni.

QUESITO SULLA PREVENZIONE N. 2

Nei soggetti con BPCO, la profilassi antibiotica cronica o intermittente riduce il numero delle riacutizzazioni infettive?

Non ci sono evidenze certe a favore dell'utilizzo della profilassi antibiotica.

Applichiamo alla nostra assistita le informazioni ottenute nel quesito di background

Alla dimissione consigliamo di:
- associare alla preesistente terapia con beta-agonista tiotropio bromuro alla dose di 1 puff al dì
- associare alla terapia inalatoria beclometasone 2 puff per due volte al dì
- eseguire la vaccinazione anti-influenzale con frequenza annuale e quella antipneumococcica ogni 5 anni

Capitolo 6

Comparsa di sindrome nefritica in un giovane uomo con storia di microematuria ricorrente e recente episodio infettivo

Contiene informazioni su: ematuria, glomerulonefriti, malattia di Berger

1. Scenario clinico

Un giovane uomo di 38 anni ha goduto di sostanziale benessere fino al momento dell'osservazione; da due settimane circa, avverte astenia e sensazione di leggero "gonfiore", soprattutto alle caviglie la sera e in sede periorbitaria la mattina. Recatosi dal medico di famiglia, questi riscontrava valori pressori al di sopra della norma (150/100) e prescriveva alcuni esami emato-chimici, che mostravano:

- emoglobina = 11,8 g/dl
- leucociti = 7340/mm^3
- piastrine =180 000/mm^3
- creatinina: 1,4 mg/dl
- aspartato transaminasi (AST) /alanina transaminasi (ALT): 25/31
- albumina: 3,5 g/dl
- esame urine: riscontro al sedimento urinario di discreto numero di emazie e presenza di proteinuria pari a 30 mg/dl.

La diagnosi differenziale della microematuria asintomatica richiede un'anamnesi indirizzata al segno (**Quesito di background n.1**).

QUESITO DI BACKGROUND N. 1

Quali sono gli aspetti anamnestici da approfondire in un soggetto che si presenta con ematuria macro- o microscopica?

Sintomatologia urinaria
Disuria, pollachiuria, episodi di macroematuria, coliche renali

Anamnesi patologica remota
Infezioni vie urinarie, malattie autoimmuni, malattie sessualmente trasmesse, storia di TBC, radioterapia pelvica, trauma renale, diabete, diatesi emorragica

Anamnesi farmacologia
Anticoagulanti, FANS, esposizione a carcinogeni, fumo

Anamnesi familiare
Ipertensione, malattia policistica dell'adulto, sordità (s. di Alport), litiasi renale.

Anamnesi recente
Recenti episodi di infezioni delle vie respiratorie, gastroenteriti; sintomi sistemici come mialgie, artralgie, lesioni cutanee

Applichiamo al nostro caso le informazioni ottenute nel quesito di background

Approfondendo l'indagine anamnestica, scopriamo che due anni fa il nostro giovane aveva eseguito un esame delle urine che aveva dimostrato anche allora la presenza di eritrociti nel sedimento. Poiché all'epoca lamentava vaghi sintomi disurici, il medico di famiglia aveva prescritto una terapia antibiotica con fluorchinolonici.

Inoltre, circa un mese fa, aveva sofferto di faringodinia associata a febbre durata alcuni giorni; in un'occasione sembra aver notato un colore più scuro delle urine.

Per il resto, non emergono altri dati anamnestici di rilievo, in particolare non vi è anamnesi di litiasi urinaria, di precedenti malattie urologiche o di esposizione professionale a sostanze tossiche per l'urotelio. Il paziente è fumatore di circa 7 sigarette al giorno da 10 anni.

Prende consistenza l'ipotesi dell'ematuria quale elemento caratterizzante il quadro clinico; sorgono quindi alcuni quesiti ai quali cerchiamo di fornire idonea risposta (**Quesiti di background n. 2, 3, 4**).

QUESITO DI BACKGROUND N. 2

Come viene determinata la presenza di ematuria nelle urine?

- stick urinario per la presenza di microematuria: si tratta del metodo più semplice ma poco specifico, il dato iniziale va perciò confermato
- determinazione del numero di eritrociti per millilitro di urina
- osservazione diretta del sedimento urinario centrifugato

Si definisce microematuria la presenza all'osservazione microscopica ad alto ingrandimento del sedimento centrifugato di eritrociti in numero superiore a 5 per campo in almeno due campioni di urine propriamente raccolti.

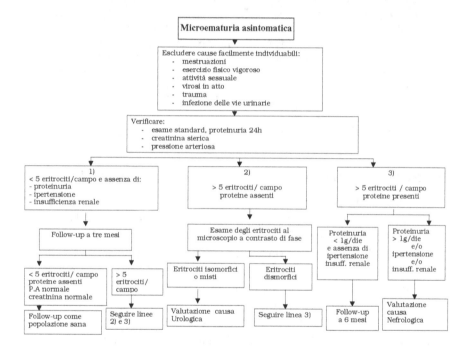

QUESITO DI BACKGROUND N. 3

Qual è l'approccio clinico di fronte ad una microematuria asintomatica?

Lo scopo principale di fronte ad una microematuria è dirimere se ci si trova di fronte ad una situazione clinica che:
- deve semplicemente essere controllata nel tempo
- necessita di ulteriori indagini diagnostiche; in tal caso se queste sono di pertinenza urologica o nefrologica [vedi Tabella]

QUESITO DI BACKGROUND N. 4

In cosa consiste la valutazione urologica di una microematuria?

Una valutazione urologica va presa in considerazione in caso di microematuria in assenza di dati suggestivi di nefropatia media o se è presente uno dei seguenti fattori di rischio:
- abuso tabagico
- esposizione lavorativa a benzene o amine aromatiche
- anamnesi positiva per macroematuria
- precedente malattia urologica
- anamnesi positiva per episodi ricorrenti di infezioni delle vie urinarie nonostante terapia antibiotica adeguata

Gli esami strumentali utilizzati per la valutazione urologia della microematuria sono:
- *urografia endovenosa*: considerata da molti la migliore modalità iniziale per lo studio delle vie urinarie; non buona caratterizzazione di eventuali masse renali (ecografia), limitata sensibilità nell'individuare litiasi di piccole dimensioni
- *TAC multislice con m.d.c.*: modalità di scelta per la ricerca e caratterizzazione di masse renali e per l'individuazione dei calcoli urinari. Sta progressivamente sostituendo l'urografia.
- *cistoscopia*: indagine endoscopica per la valutazione dei soggetti ad alto rischio di malattie urologiche, o nei quali sia negativa l'urografia ma presenti cellule dubbie all'esame citologico delle urine.

Applichiamo al nostro caso le informazioni ottenute nei quesiti di background

Le osservazioni che possiamo fare sono:
- per quanto riguarda l'anamnesi patologica remota, l'indicazione ad effettuare un *follow-up* mediante esame delle urine non è stata dal paziente accolta, perciò quello dell'ematuria rimane un aspetto a suo tempo non indagato
- al momento, la presenza di proteine all'esame standard suggerisce da una parte l'opportunità di verificare il dato mediante la valutazione della proteinuria nelle 24 ore, dall'altra, considerato il riscontro di ipertensione ed edema, depone per l'ipotesi di una malattia renale.

L'anamnesi di uno stato edematoso va comunque approfondita innanzitutto con l'esame obiettivo al fine di indirizzarci verso una delle tre principali genesi, cardiaca, renale o discrasica di edema.

La persona assistita presenta obiettivamente edemi perimalleolari, associati a turgore diffuso del tessuto sottocutaneo; nella norma la restante obiettività sistemica, in particolare non lesioni purpuriche cutanee, non magrezza né riferito dimagrimento, non febbre.

A carico dall'apparato cardiovascolare assenza di turgore giugulare o di reflusso epato-giugulare, i toni cardiaci risultano validi e in successione ritmica, non udibile con terzo tono, presenza di soffio sistolico di intensità 2/6 meglio udibile al focolaio aortico, assenza di rumori umidi alle basi polmonari.

Approfondiamo l'ipotesi di un edema di origine renale e ci domandiamo quali siano i quadri clinici di presentazione delle glomerulonefriti (**Quesito di background n. 5**).

QUESITO DI BACKGROUND N. 5

Quali sono i quadri clinici di presentazione delle infiammazioni glomerulari?

La *sindrome nefritica* è il correlato clinico dell'infiammazione glomerulare acuta.
È caratterizzata dall'instaurarsi improvviso (giorni, settimane) di *insufficienza renale acuta* ed *oliguria*.
Quale effetto della riduzione del filtrato glomerulare, si ha espansione del volume dei liquidi extracellulari, con *edemi* ed *ipertensione*.
In conseguenza dell'infiammazione glomerulare, l'esame urine mostra un *sedimento* detto "nefritico": cilindri di globuli rossi, eritrociti dismorfici, leucociti, proteinuria di entità sub-nefrosica (<3,5 g/24h).

Il correlato clinico dell'infiammazione glomerulare subacuta è detto *glomerulonefrite rapidamente progressiva* (RPGN).
Si caratterizza per lo sviluppo subacuto (settimane, mesi) di *insufficienza renale* associata ad un *sedimento* di tipo "nefritico".
Variabile la presenza di oliguria, ipervolemia, edema ed ipertensione.

---

2. Individuazione del problema clinico

L'insieme delle informazioni rende plausibile l'ipotesi di una glomerulonefrite e porta a definire così il problema clinico:

> **Comparsa di sindrome nefritica in un giovane uomo con storia di microematuria ricorrente e recente episodio infettivo**

3. Formulazione delle ipotesi

Riteniamo che le **ipotesi diagnostiche** più probabili debbano essere:
A. Glomerulonefrite associata a malattia infettiva
   a) post-streptococcica (Tabella 1)
   b) in corso di epatite virale (Tabella 2)
   c) in corso di endocardite infettiva (Tabella 3)

B. Glomerulonefrite in corso di malattia sistemica (Tabella 4)
    Lupus Eritematoso Sistemico, vascolite (poliarterite nodosa, Wegener, Churg-Strauss), crioglobulinemia
C. Glomerulonefrite primitiva (Tabella 5)

4. Verifica delle ipotesi

Verifichiamo ora le ipotesi prospettate, estendendo l'indagine a tutti quegli elementi che consentono di verificare l'entità del danno renale, creatininemia, clearance della creatinina, azotemia, elettroliti sierici ($Na+$, $K+$, $Ca++$, $P++$), proteinuria delle 24 ore, emogasanalisi.

Tabella 1. Glomerulonefrite associata ad infezione streptococcica

Test	Risultati attesi	Implicazioni cliniche
Anamnesi	Episodio di faringite o di impetigine nei 10-15 giorni precedenti	
Tampone faringeo	Coltura positiva per streptococco betaemolitico di gruppo A ceppi nefritogeni	

Tabella 2. Glomerulonefrite in corso di epatite virale

Test	Risultati attesi	Implicazioni cliniche
HBsAg	Presente	Test di screening per l'infezione da HBV
Anticorpi anti-HCV	Presente	Test di screening per l'infezione da HCV

Tabella 3. Glomerulonefrite in corso di endocardite infettiva

Test	Risultati attesi	Implicazioni cliniche
Ecocardiogramma	Vegetazioni valvolari, ascessi, perforazioni valvolari, comparsa di nuovo rigurgito valvolare	Criterio maggiore per la diagnosi di endocardite infettiva
Emocolture	Colture positive per germi tipicamente coinvolti, batteriemia persistente	Criterio maggiore per la diagnosi di endocardite infettiva

Tabella 4. Glomerulonefrite in corso di connettivite sistemica

Test	Risultati attesi	Implicazioni cliniche
Emocromo	- Leucopenia o piastrinopenia - Eosinofilia	- Possibili in corso di LES - Elemento importante in corso di Churg Strauss
Sierologia immunologica	- Anti-DNAn - ANCA	- Indicativi di malattia lupica - Positivi in corso di micropoliangioite o Wegener
Crioglobuline	Presenti	Diagnosi di crioglobulinemia
C3	Ridotto	Si può riscontrare nel LES, nel Sjogren, nella crioglobulinemia, ma anche nelle forme post-stre-ptococciche e endocarditiche

Tabella 5. Glomerulonefrite primitiva

Test	Risultati attesi	Implicazioni cliniche
Esclusione malattie sistemiche o infezioni	Vedi ipotesi precedenti	Necessaria per porre diagnosi di forma idiopatica
Biopsia renale	I quadri istologici che si riscontrano più frequentemente nei pazienti con nefriti acute o progressive sono: - forme proliferative (diffuse o focali) - GNF mesangioproliferativa - GNF con semilune - nefropatia da IgA	*Gold standard* diagnostico

Ai fini della pianificazione diagnostica ricerchiamo i criteri di diagnosi differenziale delle glomerulonefriti rapidamente progressive (**Quesito di background n. 6**).

QUESITO DI BACKGROUND N. 6

Quali sono le caratteristiche differenziali delle glomerulonefriti rapidamente progressive?

Categoria patogenetica	Glomerulo-nefrite da Ab anti-membrana basale	GN pauci-immune	GN da immuno-complessi		Altre nefropatie che mimano il quadro
Microscopia con immuno-fluorescenza	Depositi lineari di Ig e C3	Rari o assenti depositi di Ig e C3	Depositi granulari di Ig e C3		Rari o assenti depositi di Ig e C3
Marcatori sierologici	Ab anti-membrana basale	Anticorpi anti-citoplasma dei neutrofili (ANCA)	C3 ridotto	C3 normale	Assenti
Diagnosi differenziale	- Malattia da Ab anti-membrana basale - Sindrome di Goodpasture	- Granulo-matosi di Wegener (cANCA) - Micropoliarterite (pANCA)	- GN primitive - GN post-infettive - Nefrite lupica - Crioglobuli-nemia - Endocardite batterica	- Nefropatia da IgA - Porpora di Schön lein Enoch	- Ipertensione maligna - S. emolitico-uremica/ porpora trombotica trombocito-penica - Crisi sclero-dermica

---

5. Risultati degli esami eseguiti

Esami eseguiti come screening nell'ipotesi di una nefrite post-infettiva

La persona da noi assistita presenta nell'anamnesi un recente episodio di faringite, la coltura del tampone faringeo ha mostrato la crescita di flora mista del cavo orale e la sierologia anti-streptococcica ha evidenziato un lieve incremento del Titolo Antitreptolisinico (TAS), in assenza di altre positività. Assenti HBsAg ed anticorpi anti-HCV.

Le emocolture sono risultate negative (ad eccezione del riscontro di un solo isolamento di cocco gram-positivo coagulasi negativo, probabile contaminante). Infine l'ecocardiogramma non ha evidenziato vegetazioni.

⇨ *I dati raccolti non sono sufficienti a confermare la diagnosi di glomerulone-frite post-streptococcica e i dati epidemiologici (non altri casi riferiti nello stesso periodo) rendono poco probabile la diagnosi.*

Possiamo escludere con sufficiente probabilità un'endocardite batterica (poiché la probabilità pre-test era già molto bassa) ed una infezione da virus epatitici

Esami eseguiti nell'ipotesi di glomerulonefrite in corso di malattia sistemica

All'emocromo, lieve anemia (Hb= 11,9 g/dl, Volume Corpuscolare Medio (MCV)=80 μ^3; ferritina =20 μg/l), piastrine e leucociti nella norma con formula conservata. Assenza di autoanticorpi, di crioglobuline; C3, C4 nei limiti della norma.

⇨ *Non vi sono dati anamnestici, clinici o laboratoristici sufficienti a conferma-re l'ipotesi di una malattia sistemica associata a nefrite*

Esami eseguiti nell'ipotesi di glomerulonefrite primitiva

Non si sono raccolti elementi sufficienti per diagnosticare una malattia siste-mica di cui la nefrite osservata possa far perte.La biopsia renale mostra espansione del mesangio per aumento della matrice e della cellularità, flogo-si interstiziale con rare semilune.

Immunofluoresenza: depositi mesangiali di IgA.

⇨ *Il riscontro di depositi di IgA è diagnostico per una* **nefropatia** *da IgA*

6. Definizione della diagnosi

Sulla base dei dati in nostro possesso, in particolare dalla biopsia renale che mostra depositi di IgA e dall'esclusione di cause sistemiche di nefrite, formulia-mo per il nostro assistito la diagnosi di malattia di Berger e ci poniamo subito alcuni quesiti, qual'è l'epidemiologia (**Quesito di background n. 7**) e quali i prin-cipali quadri di presentazione della malattia (**Quesito di background n. 8**).

QUESITO DI BACKGROUND N. 7

Qual è l'epidemiologia della nefropatia ad IgA (malattia di Berger)?

La malattia di Berger è la più frequente forma di glomerulopatia primitiva, rappre-sentando il 10-40% delle glomerulonefriti nella maggior parte delle serie di casi descritte.

La malattia è più comune nelle popolazioni dell'Europa e dell'Asia.

QUESITO DI BACKGROUND N. 8

Quali sono i principali quadri di presentazione clinica della malattia di Berger?

Le presentazioni più comuni nei pazienti con glomurolonefrite ad IgA sono:
- episodi ricorrenti di ematuria macroscopica, accompagnati da dolore al fianco ed insufficienza renale, insorgenti 2 o 3 giorni dopo un episodio di infezione delle alte vie aeree o di gastroenterite (50%)
- ematuria e proteinuria microscopica (30%)
- solo raramente la malattia si manifesta con insufficienza renale acuta

7. Scelta della terapia

Infine ci interroghiamo sulle possibili opzioni terapeutiche (**Quesito di background n. 9**).

QUESITO DI BACKGROUND N. 9

Quali sono le opzioni terapeutiche in corso di malattia di Berger?

Soggetti con fattori prognostici favorevoli e assenza di proteinuria:
   può essere sufficiente un attento monitoraggio clinico con frequenti controlli dell'esame delle urine (Grado C)
Soggetti con sindrome nefrosica:
- prednisone alla dose iniziale di 1 mg/kg/die poi in progressiva riduzione per un periodo totale di 3-4 mesi (grado B)
- se non responsivi o recidive, ciclofosfamide 1,5-2 mg/kg/die per 2-3 mesi, associata a steroide a basse dosi (grado B)
Soggetti con ipertensione e/o proteinuria:
   ACE-inibitore (grado A)
Soggetti con insufficienza renale cronica:
   Terapia standard dell'insufficienza renale cronica

Applichiamo al nostro caso le informazioni ottenute nei quesiti di background

La nefropatia ad IgA si è manifestata con ipertensione arteriosa e sindrome nefrosica; decidiamo pertanto di introdurre in terapia:
- un ACE-inibitore (duplice indicazione, proteinuria ed ipertensione)
- prednisone alla dose di 1 mg/kg da proseguire per almeno 4 settimane prima di iniziare eventualmente a ridurre la dose/die
- stabiliamo anche il monitoraggio della funzionalità renale, degli elettroliti e della pressione arteriosa.

8. Controllo dell'evoluzione

Ci domandiamo infine quale possa essere la prognosi della malattia di Berger (Quesito di background n.10).

QUESITO DI BACKGROUND N. 10

Qual è la prognosi della malattia di Berger?

La glomerulonefrite ad IgA è una importante causa di insufficienza renale.
Il 20-30% dei pazienti svilupperà insufficienza renale terminale entro 10 anni.
Il 30-50% dei pazienti svilupperà insufficienza renale terminale entro 20 anni.

Fattori prognostici negativi:
- insufficienza renale all'esordio
- glomerulosclerosi o fibrosi interstiziale alla biopsia renale
- proteinuria ed ematuria persistenti
- ipertensione
- sesso maschile
- esordio in età avanzata

Fattori prognostici positivi:
- assenza di insufficienza renale
- assenza di proteinuria tra gli episodi di macroematuria

Capitolo 7

Astenia, dimagrimento e sudorazione notturna in una donna con linfoadenomegalie, splenomegalia e riscontro laboratoristico di anemia, piastrinopenia e ipogammaglobulinemia

Contiene informazioni su: interpretazione del tracciato elettroforetico, ipogammaglobulinemia, criteri classificativi del LES, approccio diagnostico alla mononucleosi, gestione clinica di una donna con immunodeficienza comune variabile

1. Scenario clinico

Una donna di 28 anni, che presenta da alcuni mesi astenia, calo ponderale ed episodi di profusa sudorazione notturna, si reca dal medico curante e viene da questi sottoposta ad alcuni esami ematochimici che evidenziano:
- moderata anemia (Hb: 10,4 g/dl) e piastrinopenia (PLT: 97.000/mmc) con leucociti nella norma (GB: 5200/mmc, formula conservata)
- normalità dei tests esploranti la funzionalità epatica e renale, dell'esame delle urine e del bilancio elettrolitico
- proteine totali nella norma, ma riscontro al tracciato elettroforetico di marcata riduzione della frazione proteica migrante in zona gamma.

Poiché la persona osservata presenta una marcata riduzione della frazione proteica migrante in zona gamma al tracciato elettroforetico delle proteine sieriche, il primo quesito posto è: quali proteine plasmatiche migrano nella zona gamma del tracciato elettroforetico? (**Quesito di background n. 1**)

QUESITO DI BACKGROUND N. 1

In quale zona del tracciato elettroforetico migrano le principali proteine plasmatiche?

Le proteine plasmatiche migrano all'elettroforesi in base alle loro caratteristiche; nel tracciato si distinguono l'albumina e le globuline, a loro volta separate in α1, α2, β e γ; le principali proteine costituenti le singole frazioni sono:

α1: α1-antitripsina

α2: aptoglobina, trasferrina, proteine fase acuta

β: lipoproteine, trasferrina, plasminogeno, complemento

γ: immunoglobuline

Presentando la persona una riduzione delle immunoglobuline sieriche, ci si domanda quali possano essere le principali cause di ipogammaglobulinemia. (**Quesito di background n. 2**).

QUESITO DI BACKGROUND N. 2

Quali sono le principali cause di ipogammaglobulinemia?

Forme primitive:

- immunodeficienza comune variabile
- deficit selettivi di sottoclassi di IgG
- deficit di IgA
- delezione dei geni per le catene pesanti
- forme dell'età pediatrica (agammaglobulinema legata al cromosoma X, ipogammaglobulinemia transitoria dell'infanzia)

Forme secondarie:

- malnutrizione
- enteropatie proteino-disperdenti
- linfangiectasia intestinale
- linfomi/LLC
- mieloma micromolecolare
- sindrome nefrosica
- terapia steroidea

Approfondiamo l'anamnesi alla luce delle informazioni ottenute dai quesiti di background

In particolare ci interessa sapere se vi sia stato in passato un precedente riscontro di ipogammaglobulinemia; purtroppo non vi è documentazione disponibile al riguardo; la persona assistita riferisce di ripetuti episodi d'infezioni delle vie aeree superiori, che hanno richiesto più volte una terapia antibiotica, mentre non ha accusato sintomi di verosimile origine intestinale o renale e non ha eseguito cure protratte nell'ultimo periodo.

Obiettivamente presenta linfoadenomegalie superficiali politope (laterocervicali, ascellari, inguinali), la maggiore delle quali in sede laterocervicale ha diametro di circa 2 cm, consistenza aumentata, motilità conservata rispetto ai tessuti superficiali e profondi; milza percuotibile, con polo inferiore palpabile all'arcata costale (splenomegalia di 1° grado); murmure vescicolare aspro all'auscultazione su tutti i campi polmonari; rimanente obiettività sistemica nella norma, assenza di febbre.

2. Individuazione del problema clinico

L'insieme dei dati raccolti permette di identificare il problema clinico e di esprimerlo in questi termini:

Astenia, dimagrimento e sudorazione notturna in una donna con linfoadenomegalie, splenomegalia e riscontro laboratoristico di anemia, piastrinopenia e ipogammaglobulinemia

3. Formulazione delle ipotesi

Le **ipotesi diagnostiche** plausibili sembrano quindi essere:

A. Disordine linfoproliferativo (Tabella 1)
B. Lupus eritematoso sistemico (LES) (Tabella 2)
C. Virosi: mononucleosi infettiva (Tabella 3)
D. Immunodeficienza comune variabile (Tabella 4)

4. Verifica delle ipotesi

Per la verifica delle ipotesi viene preparato il piano di studio riportato.

Tabella 1. Disordine linfoproliferativo

Test	Risultati attesi	Implicazioni cliniche
Biopsia linfonodale	Linfoma	*Gold standard* diagnostico
TAC torace ed addome con mezzo di contrasto	Linfoadenomegalie profonde Epato-splenomegalia	Stadiazione
Biopsia osteomidollare	Infiltrato linfomatoso	Stadiazione
β2-microglobulina	Elevata	Fattore prognostico

Tabella 2. Lupus eritematoso sistemico

Test	Risultati attesi	Implicazioni cliniche
Emocromo	Anemia Leucopenia Piastrinopenia	Indice di coinvolgimento midollare
Esame urine standard Proteinuria delle 24h	Cilindruria Proteinuria	Indice di coinvolgimento renale
Anticorpi anti-nucleo (ANA) Anticorpi anti-DNAn Anticorpi anti-Sm	Presenti Presenti Presenti	Anti-DNAn = diagnostico Anti-Sm = diagnostico (altamente specifico, mediamente sensibile)
Anamnesi ed esame obiettivo	Storia di artrite, fotosensibilità o afte/ulcerazioni orali	Indice di interessamento cutaneo o articolare Elemento suggestivo
Rx torace	Versamento pleurico	Indice di interessamento sierositico di malattia
Ecocardiogramma	Versamento pericardico	Indice di interessamento sierositico di malattia
Tempo di protrombina (PT) Tempo parziale di tromboplastina (PTT) VRDL (Test per la sifilide) Anticoagulante Lupus (LAC) Anticorpi anticardiolipina	Allungamento del PT Falsa positività della VRDL Positività del LAC o degli anticorpi anti-cardiolopina	Indica l'associazione di immunità antifosfolipidi

La diagnosi di lupus si basa sull'occorrenza di sintomi e segni caratteristici che è necessario richiamare alla memoria (**Quesito di background n. 3**).

QUESITO DI BACKGROUND N. 3

Quali sono i criteri classificativi per il Lupus Eritematoso Sistemico?

I criteri maggiormente in uso sono quelli del 1982 pubblicati dall'ARC e modificati nel 1996.

Il riscontro di almeno 4 di questi criteri nel corso della malattia consente di individuare i pazienti affetti da LES con una sensibilità del 97% e una specificità del 98%.

N.B. Va osservato che quelli descritti sono criteri *classificativi* e non *diagnostici*, sono stati cioè formulati allo scopo di individuare gruppi sufficientemente omogenei di pazienti da arruolare in studi clinici e non in vista di un utilizzo diagnostico.

Criterio	Descrizione
1) Rash malare	Eritema fisso, piano o rilevato, a livello dell'eminenza malare
2) Lupus discoide	Placche eritematose rilevate con desquamazione cheratosica e addensamento follicolare; possibile cicatrizzazione atrofica
3) Fotosensibilità	
4) Ulcere al cavo orale	Ulcerazioni orali e nasofaringee osservate dal medico
5) Artrite	Artrite non erosiva coinvolgente due o più articolazioni periferiche
6) Sierositi	Pleurite o pericardite documentata con ECG o sfregamenti o rilievo di versamento pericardico
7) Nefropatia	Proteinuria >0,5 g/die o cilindri urinari
8) Danno neurologico	Convulsioni o psicosi in assenza di altre cause
9) Alterazioni ematologiche	Anemia emolitica o Leucopenia(<4000/mmc) o Linfopenia (<1500/mmc) o Piastrinopenia (<100 000/mmc)
10) Disordini immunologici	Cellule LE positive o Anticorpi anti-DNAn o Anticorpi anti-Sm o Falsa positività per VDRL
11) Anticorpi anti-nucleo	Titolo elevato in assenza di farmaci che inducano una sindrome lupica

Tabella 3. Virosi: mononucleosi infettiva

Test	Risultati attesi	Implicazioni cliniche
Striscio sangue periferico	Linfocitosi atipica presente nel 75% dei casi	Incrementa la probabilità clinica della diagnosi
Ricerca sierologica	Pattern anticorpale indicativo di infezione acuta	Test diagnostico

La ricerca sierologica pone a disposizione un pacchetto di anticorpi di diversa specificità; ci si domanda quindi come interpretare il significato della risposta anticorpale in corso di infezione da virus di Epstein Barr (EBV) (**Quesito di background n. 4**).

QUESITO DI BACKGROUND N. 4

Quali sono le caratteristiche della risposta anticorpale in corso di infezione da EBV?

	Anticorpo	Latenza di comparsa	Durata	Sensibilità
Anticorpi eterofili	Titolazione o Mono-test	Spesso presenti già nella prima settimana, in alcuni casi si positivizzano dopo alcune settimane	Riduzione del titolo dopo la fase acuta, ma dimostrabili fino a 9 mesi dopo	90-95%
Anticorpi specifici	IgM anti-VCA	Già presenti all'esordio clinico	1-2 mesi	100
	IgG anti-VCA	Già presenti all'esordio clinico	Permanenti	100
	Anti-EA-D	Picco 3-4 settimane dopo l'esordio	3-6 mesi	70
	Anti-EA-R	Alcune settimane dopo l'esordio	Mesi-anni	-
	Anti EBNA	3-6 settimane dopo l'esordio	Permanenti	100

VCA: Antigene capsidico virale
EA: Antigeni precoci (*early*)
EBNA: Antigeni nucleari di Epstein-Barr

Tabella 4. Immunodeficienza comune variabile

Test	Risultati attesi	Implicazioni cliniche
Immunodiffusione radiale	Riduzione di tutte le classi immunoglobuliniche Normale numero di linfociti circolanti	Valori ridotti di Ig (con IγG < 600 mg/dl), associati a numero conservato di linfociti B circolanti e l'esclusione di altre cause di ipogammaglobulinemia consentono di porre diagnosi di immunodeficienza comune variabile
Tipizzazione linfocitaria da sangue periferico	Normale distribuzione degli isotipi immunoglobulinici e delle catene leggere sui linfociti B circolanti	

5. Risultati degli esami eseguiti

Accertamenti eseguiti nell'ipotesi di disordine linfoproliferativo
- agoaspirato linfonodale: emazie, linfociti
- biopsia linfonodo superficiale (laterocervicale): iperplasia linfoide atipica
⇨ *La diagnosi di linfoma può, con alta probabilità, essere esclusa; inoltre la biopsia ossea, eseguita nel sospetto di mielofibrosi, non ha evidenziato infiltrati linfomatosi midollari*

Accertamenti eseguiti nell'ipotesi di LES
- emocromo: Hb =10,3 g/dl
- es.urine: assenza di cilindri nel sedimento
- proteinuria 24h: assente
- anticorpi anti-nucleo (ANA), anti-DNAn , anti-Sm: assenti
- Rx torace: rinforzo della trama broncovascolare in assenza di lesioni pleuroparenchimali
- ecocardiogramma: non versamento pericardico
- PT, PTT: nella norma
- VRDL, LAC, Anticorpi anticardiolipina: assenti
⇨ *La diagnosi di LES può, con alta probabilità, essere esclusa*

Accertamenti eseguiti nell'ipotesi di mononucleosi infettiva
- striscio di sangue periferico: non evidenza di linfociti attivati
- sierologia anti-EBV: positive IgG anti-VCA e anti-EBNA
⇨ *La diagnosi di infezione acuta da Epstein-Barr può, con alta probabilità, essere esclusa*

Accertamenti eseguiti nell'ipotesi di immunodeficienza comune variabile
- immunodiffusione radiale: riduzione di tutte le classi immunoglobulini-che: IgG = 60 mg/dl, IgA = 25 mg/dl, IgM = 22 mg/dl
- tipizzazione linfocitaria da sangue periferico:
- normale numero di linfociti (2400/mmc)
- normale distribuzione degli isotipi delle immunoglobuline e delle catene leggere sui linfociti circolanti

⇨ *Alta probabilità di diagnosi di immunodeficienza comune variabile*

6. Definizione della diagnosi

Ci troviamo in presenza di valori ridotti di immunoglobuline con normale numero e distribuzione degli isotipi immunoglobulinici e delle catene leggere sui linfociti B circolanti; non sono inoltre emersi dati in favore di diagnosi alternative di ipogammaglobulinemia. Alla luce quindi di tali risultati poniamo diagnosi di *immunodeficienza comune variabile.*

7. Scelta della terapia

Le conoscenze preliminari da possedere prima di definire il piano terapeutico possono concernere l'identificazione dei presidi terapeutici disponibili (**Quesito di background n. 5**) ed in particolare il ruolo protettivo della terapia sostitutiva con immunoglobuline endovena (**Quesito terapeutico n. 1**)

QUESITO DI BACKGROUND N. 5

Quali sono i presidi terapeutici disponibili per una persona con diagnosi di immunodeficienza comune variabile?

- somministrazione mensile di Immunoglobuline (400mg/kg e.v.)
- terapia delle complicanze intercorrenti

QUESITO TERAPEUTICO N. 1

In una persona con immunodeficienza comune variabile, la profilassi con Ig ev riduce le complicanze infettive, la comparsa di bronchiectasie e la mortalità?

La profilassi con Ig ev con dosi tali da mantenere i livelli sierici di IgG sopra i 500mg/dl si è dimostrata in grado di ridurre le infezioni sistemiche e delle alte e basse vie respiratorie, di prevenire la comparsa di bronchiectasie e di ridurre la mortalità nei pazienti affetti da immunodeficienza comune variabile

8. Controllo dell'evoluzione

Dobbiamo gestire il *follow-up* di una donna affetta da immunodeficienza comune variabile e dobbiamo conoscere le complicanze possibili da temere. (**Quesito di background n. 6**).

QUESITO DI BACKGROUND N. 6

Quali sono le complicanze possibili in corso di immunodeficienza comune variabile?

- infezioni ricorrenti delle vie aeree con rischio di sviluppo di bronchiectasie, insufficienza ventilatoria e respiratoria
- maggiore suscettibilità a contrarre infezione intestinale da Giardia, con conseguente diarrea e malassorbimento
- rischio aumentato di sviluppare malattie autoimmuni
- maggiore incidenza, in pazienti con ICV di neoplasie, in particolare linfomi, carcinoma gastrico e carcinoma della cervice uterina

---

Applichiamo alla persona da noi osservata le informazioni ottenute nei quesiti di background

Una volta posta diagnosi di immunodeficienza comune variabile, la signora è stata sottoposta ad ulteriori indagini al fine di ricercare le eventuali complicanze.

- Compromissione polmonare
  a) TAC del Torace ad alta risoluzione: presenza di bronchiectasie
  b) Spirometria: non deficit ventilatori
  c) Emogasanalisi: non deficit respiratori (normali pO_2 e $SatO_2$)

- Giardiasi intestinale
  a) Ricerca di parassiti e loro uova nelle feci: negativa
  b) Ricerca dell'antigene della giardia nelle feci: negativa

- Malattie autoimmuni
  Non vi è al momento sospetto clinico di una qualche malattia autoimmune sistemica; d'altra parte erano già stati ricercati gli anticorpi anti-nucleo (per verificare l'ipotesi di LES) che risultarono assenti negativi. Può essere interessante osservare che sono invece presenti gli anticorpi anti-tiroide con funzionalità tiroidea conservata.

- Neoplasie
  a) L'ipotesi di linfoma è già stata con alta probabilità esclusa durante le indagini precedentemente condotte;
  b) Sono stati eseguiti inoltre un PAP-Test e tamponi cervicali alla ricerca dell'HPV, risultati negativi.

L'istologia linfonodale aveva mostrato un quadro di iperplasia linfoide e ci si domanda se ciò possa aumentare il rischio di sviluppare un disordine linfoproliferativo (**Quesito prognostico n. 1**).

QUESITO PROGNOSTICO N. 1

In una donna con immunodeficienza comune variabile, la presenza di iperplasia linfoide atipica aumenta il rischio di sviluppare un disordine linfoproliferativo?

Non vi è evidenza di aumentato rischio di disordini linfoproliferativi nei soggetti con iperplasia linfoide atipica (evidenza debole: studio *case-series* su 17 pazienti)

Capitolo 8

Astenia ingravescente ed episodi di apnea notturna associati al riscontro laboratoristico di ipotiroidismo primitivo in soggetto con anamnesi positiva per impotenza di lunga data

Contiene informazioni su: significato clinico dell'incremento delle creatin-fosfo-chinasi (CPK), miopatie del giovane e dell'adulto, sindromi polighiandolari autoimmuni, ipotiroidismo

1. Scenario clinico

La persona osservata è un uomo di 38 anni, da circa una anno lamenta astenia ingravescente, malessere generale, incremento ponderale e debolezza agli arti inferiori; sono comparsi nelle ultime settimane episodi di dispnea notturna, descritti come apnee, seguite da sensazione di soffocamento, che lo risvegliano dal sonno; tali episodi sono prevalentemente notturni e non hanno correlazione con gli sforzi né è presente ortopnea.

Recatosi dal medico curante, questi prescriveva alcuni esami laboratoristici dai quali emergeva sostanziale normalità di emocromo, creatinina e test di coagulazione, mentre risultavano alterati i seguenti valori:

- Aspartato Transaminasi (AST)=70
- Alanina Transaminasi (ALT)=100,
- Creatin Fosfochinasi (CPK)=1500 (v.n. <180).

All'esame fisico l'obiettività toracica appariva sostanzialmente nella norma, i toni cardiaci parafonici, erano presenti edemi non improntabili agli arti inferiori ed imbibimento diffuso dei tessuti molli.

Mentre raccogliamo le informazioni, ci domandiamo quale significato clinico attribuire all'incremento delle CPK (**Quesito di Background n. 1**).

QUESITO DI BACKGROUND N. 1

Qual è il significato clinico dell'incremento delle CPK?

La creatinfosfochinasi è un enzima che si trova all'interno delle cellule muscolari e cerebrali, mentre la quantità circolante è normalmente minima. Elevati livelli di CPK indicano un danno muscolare (miocardico o scheletrico) o cerebrale.

Esistono tre isoenzimi, la cui produzione varia da tessuto a tessuto:
- CK-BB: prevalentemente nel tessuto muscolare liscio e a livello cerebrale
- CK-MB: prevalentemente a livello di miocardio
- CK-MM: prevalentemente a livello di muscolo scheletrico

Il valore normale di CPK circolante è solitamente inferiore a 180-200 U/L (variabilità tra laboratori), e la normale distribuzione degli isoenzimi è la seguente:
- CK-BB = 0%
- CK-MB = 0-5%
- CK-MM = 95-100%

Le principali cause di incremento dei valori sierici di CPK sono:
- CK-BB: ictus, neoplasie cerebrali
- CK-MB: infarto del miocardio (l'incremento inizia 2-6 ore dopo, il picco è dopo 12-24 ore, il ritorno alla norma entro 24-48)
- CK-MM: miopatie, traumi, iniezioni intramuscolo, esercizio fisico intenso

---

Astenia ingravescente, debolezza agli arti inferiori, CPK elevato possono suggerire l'ipotesi di una miopatia; consideriamo quindi le principali cause di miopatia del giovane/adulto ed osserviamo se possono avere alcuna relazione con il caso in osservazione. **(Quesito di background n. 2).**

QUESITO DI BACKGROUND N. 2

Come possono essere classificate le principali cause di miopatia del giovane/adulto?

1. Miopatie ereditarie
- distrofia di Duchenne
- distrofia di Becker
- distrofia dei cingoli
- distrofia miotonica
- distrofia facio-scapolo-omerale
- distrofia oculofaringea

2. Miopatie da alterazioni del metabolismo energetico muscolare
- glicogenosi
- alterazioni del metabolismo lipidico (deficit di carnitina, deficit di carnicina-pal-mitoiltransferasi, deficit di mioadenilatodeaminasi)
- miopatie mitocondriali

3. Miopatie endocrino-metaboliche
- alterazioni tiroidee (ipo- e ipertiroidismo)
- alterazioni della funzionalità delle paratiroidi (ipo- e iperparatiroidismo)
- sindrome di Cushing
- acromegalia
- diabete mellito
- deficit di Vit.D

4. Miopatie da farmaci
- statine
- beta-bloccanti
- anti-retrovirali
- oppiacei
- anestetici

5. Miopatie infiammatorie
- polimiosite
- in corso di sarcoidosi
- miositi infettive (da toxoplasma, virus, spirochete, ecc)
- miosite eosinofila
- miosite da corpi inclusi

6. Miopatie in corso di malattie sistemiche
- in corso di severe malattie cardiache, respiratorie, epatiche o renali è possibile osservare una progressiva ipotrofia muscolare

Approfondiamo l'anamnesi alla luce delle informazioni ottenute nei quesiti di background

In prima ipotesi, l'incremento delle transaminasi osservato nel nostro paziente è di origine muscolare; verifichiamo comunque gli indici di colestasi (gamma GT, fosfatasi alcalina) e di funzionalità protidosintetica epatica (albumina, coagulazione) nonché la sierologia per i virus epatitici: tutti questi accertamenti sono risultati nella norma, confermando quindi l'orientamento per una miopatia.

Approfondiamo in questa direzione l'anamnesi (familiarità per miopatie, difetti enzimatici, malattie autoimmuni, assunzione di farmaci, diabete) dalla quale non emergono dati significativi.

Il quadro clinico complessivo rende quindi meno probabile una miosite ereditaria, una miopatia da alterazioni del metabolismo energetico muscolare, da farmaci.

Richiediamo quindi ulteriori esami di *screening*, in particolare:

- glicemia a digiuno ed emoglobina glicosilata
- indici biologici di flogosi (velocità di eritrosedimentazione, proteina C reattiva, elettroforesi sierica)
- elettroliti sierici (Na+, K+, Ca++)
- indici di funzionalità tiroidea

Rispondendo preventivamente al quesito: quali sono i dati laboratori utili per la diagnosi di alterazione della funzionalità tiroidea e come vanno interpretati? (**Quesito di background n. 3**) .

QUESITO DI BACKGROUND N. 3

Quali sono i dati laboratoristici utili per la diagnosi di alterazione della funzionalità tiroidea e come vanno interpretati?

Gli ormoni T3 e T4 circolanti sono per la maggior parte legati alle proteine, di cui la principale è la TBG (*Thyroxin-Binding Globulin*). Poiché la quota di ormoni attiva è quella libera, e poiché il legame proteico può essere influenzato da diversi fattori indipendenti dalla secrezione ormonale in sé, lo stato metabolico correla meglio con la concentrazione di ormoni liberi che con i valori totali.

La misurazione dei livelli di FT3, FT4 e ormone tireostimolante (TSH) consentirà una diagnosi accurata nella maggior parte dei pazienti con distiroidismo.

L'ipotiroidismo si caratterizza per la riduzione del FT4 circolante; questo può essere dovuto ad un danno primitivo tiroideo (in tal caso il TSH è aumentato per stimolare ulteriormente la sintesi di ormoni tiroidei) oppure essere secondario ad una ridotta secrezione ipofisaria di TSH.

		FT3	FT4	TSH
Ipotiroidismo	primitivo	= o ↓	↓	↑*
	secondario	↓	↓	= o ↓

* la sola elevazione dei valori di TSH con normalità di FT3 e FT4 configura un quadro di ipotiroidismo detto "subclinico".

La tireotossicosi (eccesso di ormoni tiroidei circolanti) può derivare da una iperfunzione tiroidea, a sua volta primitiva (TSH basso) o secondaria ad eccesso di tropine ipofisarie (TSH alto), oppure da eccessiva dismissione in circolo di ormoni dalla riserva tiroidea, per danno strutturale o infine da sorgente ormonale ectopica.

Applichiamo al nostro caso le informazioni ottenute nei quesiti di background

Gli esami di *screening* effettuati nel nostro caso hanno mostrato:
- elettroliti sierici nella norma
- indici biologici di flogosi: valori di VES e PCR nella norma, non alterazioni del tracciato elettroforetico
- glicemia a digiuno ed emoglobina glicosilata nella norma
- funzionalità tiroidea: TSH= 250 mU/L (v.n 1-5 mU/L), FT4= 0,1 ng/dL (v.n. 0,7-1,9 ng/dL); tali valori configurano il quadro di un ipotiroidismo primitivo severo.

Ci si pone quindi la domanda: quali sono le principali cause di ipotiroidismo primitivo? (**Quesito di backgound n. 4**).

QUESITO DI BACKGROUND N. 4

Quali sono le principali cause di ipotiroidismo primitivo?

- Tiroidite cronica di Hashimoto
- Tiroidectomia
- Terapia radiante (es. per linfoma)
- Deficit di iodio
- Deficit ereditari della biosintesi degli ormoni tiroidei
- Agenesia della tiroide
- Farmaci (fenilbutazone, litio, amiodarone, interferon alfa)
- Nessuna nota: ipotiroidismo primitivo idiopatico

Approfondiamo l'anamnesi alla luce delle informazioni ottenute nei quesiti di background

Chiediamo al paziente se ha assunto oppure sta assumendo farmaci noti per alterare la funzionalità tiroidea e se ha eseguito interventi chirurgici o terapie radianti nel passato.

L'assenza di tali elementi anamnestici, associata all'età di insorgenza del quadro clinico relativamente tardiva, restringe le possibilità eziologiche dell'ipotiroidismo.

L'associazione tuttavia di impotenza presente da lunga data e di familiarità per vitiligine ci invitano ad escludere che l'ipotiroidismo non sia compreso nell'ambito di una sindrome polighiandolare autoimmune.

Per rispondere al quesito, ricordiamo quali siano le principali sindromi polighiandolari autoimmuni. (**Quesito di background n. 5**).

QUESITO DI BACKGROUND N. 5

Quali sono le principali sindromi polighiandolari autoimmuni?

Esistono due associazioni di disfunzioni endocrine su base autoimmune (Polyglandular Autoimmune – PGA-)

Età di esordio	PGA I infanzia	PGA II* età adulta
Modalità di trasmissione	Autosomica recessiva	Poligenica

Manifestazioni cliniche tipiche	- Candidosi mucocutanea
	- Ipoparatiroidismo
	- Insufficienza surrenalica
		- Tiroidite
		  (ipotiroidismo,
		  morbo di Graves)
		- Insufficienza surrenalica
		- Diabete mellito tipo I

Altre alterazioni associate	- Ipogonadismo - Alopecia - Ipotiroidismo - Malassorbimento - Epatite cronica - Vitiligine - Anemia perniciosa	- Ipogonadismo - Miastenia gravis - Vitiligine - Alopecia - Anemia perniciosa - Malattia celiaca

* Questa variante ha modalità di presentazione molto eterogenee, in alcuni casi può consistere in tireopatia autoimmune associata a malattie autoimmuni diverse.

2. Individuazione del problema clinico

Le informazioni raccolte permettono di definire così il problema clinico

Astenia ingravescente ed episodi di apnea notturna associati al riscontro labo-ratoristico di ipotiroidismo primitivo in paziente con anamnesi positiva per impotenza di lunga data

3. Formulazione delle ipotesi

Conseguentemente le **ipotesi diagnostiche** più probabili nel nostro assistito sono:
A. Ipotiroidismo primitivo isolato (tiroidite cronica, deficit di iodio, idiopatico) (Tabella 1)
B. Ipotiroidismo autoimmune nel contesto di una sindrome polighiandolare associato a:

- Ipoparatiroidismo (Tabella 2)
- Ipocorticosurrenalismo (Tabella 3)
- Ipogonadismo (Tabella 4)
- Diabete mellito (Tabella 5)
- Anemia perniciosa (Tabella 6)
- Malattia celiaca (Tabella 7)

4. Verifica delle ipotesi

Tabella 1. Ipotiroidismo primitivo isolato (tiroidite cronica, deficit di iodio, idiopatico)

Test	Risultati attesi	Implicazioni cliniche
TSH, FT4	Incremento del TSH Riduzione di FT4	Diagnosi di ipotiroidismo primitivo
Anticorpi anti-tiroide: - anti-tireoperossidasi - anti-tireoglobulina	Presenti	Indicano la natura autoimmune della tireopatia
Ecografia tiroide	Effettuata allo scopo di evidenziare eventuali: a. gozzo b. ipotrofia tiroide c. noduli di grosse dimensioni	Diagnosi di tireopatia e guida all'esame citologico

Tabella 2. Ipotiroidismo associato a ipoparatiroidismo

Test	Risultati attesi	Implicazioni cliniche
Calcemia	Ridotta	Principale manifestazione clinico-laboratoristica
Fosforemia	Elevata	Manifestazione clinico-laboratoristica correlata all'ipoparatoridismo autoimmune e ad altre forme di ipoparatiroidismo
PTH	Non dosabile o inappropriatamente ridotto rispetto ai valori di calcemia	Il suo mancato aumento in corso di ipocalcemia è indicativo di deficit

Prima di verificare l'ipotesi, definiamo i criteri di diagnosi di ipocorticosurrenalismo (**Quesito di background n. 6**).

QUESITO DI BACKGROUND N. 6

Come viene indagato un sospetto ipocorticosurrenalismo?

Il test di *screening* nel sospetto di ipocorticosurrenalismo è il *dosaggio basale del cortisolo* eseguito alle ore 8 del mattino:
- un risultato < 3 µg/dL è fortemente indicativo di insufficienza surrenalica
- un risultato > 20 µg/dL indica solitamente una funzione surrenalica normale

Nei casi dubbi si esegue il test all'ACTH breve: si tratta di un test di stimolazione che valuta la risposta surrenalica alla somministrazione di analoghi dell'ACTH.

Modalità di esecuzione del test
- Somministrazione di analogo dell'ACTH (tetracosactide acetato) 250 mg e.v o i.m.
- Prelievo del cortisolo basale, a 30 min e a 60 min.

Interpretazione dei risultati
Viene considerato nella norma un risultato di cortisolo a 30 min > 20 µg/dL

Tabella 3. Ipotiroidismo associato a ipocorticosurrenalismo

Test	Risultati attesi	Implicazioni cliniche
Cortisolo basale ore 08:00	Ridotto	Test di screening
Test all'ACTH breve	Risposta indicativa di ridotta risposta surrenalica	Test di conferma

Tabella 4. Ipotiroidismo associato a ipogonadismo

Test	Risultati attesi	Implicazioni cliniche
LH, FSH	Elevati	Indica un problema primitivo gonadico
Testosterone	Ridotto	Indice di insufficienza gonadica

Tabella 5. Ipotiroidismo associato a diabete mellito

Test	Risultati attesi	Implicazioni cliniche
Glicemia a digiuno	> 120 mg/dl in almeno due occasioni	Diagnosi di diabete

Tabella 6. Ipotiroidismo associato a anemia perniciosa

Test	Risultati attesi	Implicazioni cliniche
Emocromo	Anemia macrocitica (MCV >100 fm/L)	Indice di sospetto
Anticorpi anti-mucosa gastrica	Presenti	Confermano la diagnosi

Tabella 7. Ipotiroidismo associato a malattia celiaca

Test	Risultati attesi	Implicazioni cliniche
Emocromo	Anemia microcitica	Indice di sospetto
Anticorpi IgA anti-endomisio	Presenti	Alto valore predittivo per la celiachia; il gold standard diagnostico è la biopsia digiunale

5. Risultati degli esami eseguiti

Test diagnostici eseguiti nell' ipotesi di ipotirodismo primitivo isolato
 - funzionalità tiroidea: TSH = 250 mU/dL, FT4= 0,1 ng/dL
 - anticorpi antitiroide: anti TPO= presenti 1/1024, anti-tireoglobulina= presenti 1/516
 - ecografia della tiroide: ghiandola tiroidea di dimensioni ridotte ad ecostruttura diffusamente disomogenea
 ⇨ *La presenza ad alto titolo degli anticorpi anti-tiroide associata alle caratteristiche ecografiche depongono per una tiroidite cronica autoimmune*

Test diagnostici eseguiti nell' ipotesi di PGA
 - cortisolo basale ore 8.00 = 15μg/dL
 - test all'ACTH breve: cortisolo a 30 min = 30μg/dL
 - calcemia: nella norma (sulla base di questo dato non è stato eseguito il dosaggio del PTH)

- glicemia a digiuno: 98 mg/dl
- FSH, LH, testosterone: nella norma
- emocromo: nella norma
- anticorpi anti-mucosa gastrica: assenti
- anticorpi antiendomisio: assenti

⇨ *Non sono emersi dati a favori di eventuali altre patologie endocrine associate. La diagnosi di PGA può essere con buona probabilità esclusa*

6. Definizione della diagnosi

Sulla base dei dati in nostro possesso concludiamo che la persona assistita è affetta da *ipotiroidismo severo clinicamente manifesto in corso di tiroidite autoimmune non associata ad altre endocrinopatie*.

Per una miglior valutazione del caso, ricapitoliamo le principali manifestazioni cliniche dell'ipotiroidismo (**Quesito di Background n. 7**).

QUESITO DI BACKGROUND N. 7

Quali sono le manifestazioni cliniche dell'ipotiroidismo?

I segni e sintomi dell'ipotiroidismo conseguono al rallentamento del metabolismo e si possono manifestare a carico di diversi apparati

Sintomi sistemici	- astenia
	- incremento ponderale
	- intolleranza al freddo
	- mialgie
	- infiltrazione mixedematosa dei tessuti
Sistema nervoso	- iporeflessia
	- atassia
	- deficit mnesici
	- ridotta capacità di concentrazione
	- depressione
Apparato gastrointestinale	- stipsi
	- ittero
Apparato cardiocircolatorio	- bradicardia
	- versamento pericardico

Apparato respiratorio	- ipoventilazione alveolare - apnee notturne
Apparato riproduttivo	- irregolarità mestruali - infertilità - iperprolattinemia
Alterazioni laboratoristiche	- anemia - iponatremia - iperlipidemia

Applichiamo le informazioni ottenute nei quesiti di background

Il quadro clinico per il quale la persona seguita si è rivolta alla nostra attenzione appare, a seguito degli accertamenti condotti, interamente giustificato dal severo ipotiroidismo; approfondiamo ora il nostro studio alla ricerca di eventuali altre manifestazioni o complicanze, in particolare, data la presenza di bradicardia e di toni parafonici all'ascoltazione cardiaca, è d'obbligo escludere l'eventuale presenza di versamento pericardico; a tale scopo richiediamo un ecocardiogramma, che non mostra alterazioni di rilievo.

7. Scelta della terapia

I quesiti che ora ci poniamo riguardano con quali farmaci, come, quando applicare la terapia sostitutiva dell'ipotiroidismo (**Quesito di background n. 8, 9, 10**).

QUESITO DI BACKGROUND N. 8

Quali sono i presidi terapeutici per il trattamento dell'ipotiroidismo?

La terapia dell'ipotiroidismo consiste nella sostituzione ormonale.

Fisiologicamente gli ormoni circolanti sono la triiodiotironina (T3) e la tiroxina (T4). Poiché il T4 ha solo il 10% dell'attività intrinseca del T3 e viene convertito perifericamente in T3 (la maggior parte del T3 deriva dalla conversione periferica dal T4), il T4 può essere considerato un pro-ormone del T3.
Il T4, che ha una emivita di 6-7 gg, è quindi una sorta di riserva circolante del T3 (che ha invece una emivita più breve: circa 1 g.).

La molecola preferibile per il trattamento dell'ipotiroidismo è il T4 poiché conserva la fisiologica regolazione della conversione periferica a T3 e consente di mantenere concentrazioni ormonali più costanti anche a distanza di ore dalla somministrazione.

QUESITO DI BACKGROUND N. 9

Quali sono le modalità di somministrazione della tiroxina e i dosaggi utilizzati nel trattamento dell'ipotiroidismo primitivo?

L'obiettivo della terapia sostitutiva è la normalizzazione dei valori di TSH (N.B. nell'ipotiroidismo secondario questo parametro non è ovviamente affidabile per cui si misurano i livelli di FT4).

Benché vi sia una ampia variabilità individuale, la dose sostitutiva media di mantenimento è di circa 1,6 mcg/kg die di tiroxina.

Tale dosaggio va tuttavia instaurato prestando attenzione alle caratteristiche cliniche del paziente, poiché la correzione rapida dell'ipotiroidismo può avere effetto inotropo e cronotropo positivo e aumenta il consumo energetico.

In particolare:
- nei soggetti anziani, in quelli con cardiopatia nota o con fattori di rischio cardiovascolari, e nei casi di ipotiroidismo cronico di lunga data, è prudente iniziare con dosaggi non superiori a 25 mcg al giorno
- nei pazienti giovani in assenza di patologie concomitanti è possibile iniziare la terapia con dosaggi pressoché corrispondenti alla dose piena.

Data la lunga emivita della tiroxina è sufficiente un'unica somministrazione giornaliera.

N.B. Poiché gli ormoni tiroidei aumentano la *clearance* del cortisolo, è importante accertarsi prima dell'inizio della terapia sostitutiva tiroidea che non vi sia un insufficienza surrenalica concomitante. In tal caso, quest'ultima va corretta preliminarmente al fine di evitare l'insorgenza di crisi surrenaliche gravi.

QUESITO DI BACKGROUND N. 10

Vi è indicazione alla terapia con tiroxina nei pazienti con ipotiroidismo subclinico?

La terapia con tiroxina nei pazienti con ipotiroidismo subclinico (iniziando con dosaggi di 50 mcg nei giovani peraltro sani e di 12,5-25 mcg negli anziani) è indicata nei seguenti casi:
- valori di TSH > 10 nU/L
- gozzo
- presenza di anticorpi antitiroide
- sintomi di ipotiroidismo
- terapia cronica con amiodarone o litio
- ipercolesterolemia

In questi pazienti è indicato effettuare un monitoraggio clinico-laboratoristico ogni 6 mesi.

8. Controllo dell'evoluzione

Ci domandiamo infine sui tempi e sui modi di proseguire la terapia ed il suo controllo (**Quesito di background n. 11**).

QUESITO DI BACKGROUND N. 11

Con quale periodicità vanno eseguiti i controlli della funzionalità tiroidea e dopo quanto tempo dall'inizio della terapia va effettuata una eventuale modifica della posologia?

Data la lunga emivita della tiroxina sono necessarie 5-6 settimane di terapia per raggiungere livelli sierici stabili; eventuali modificazioni del dosaggio vanno perciò eseguite ad intervalli di 4-8 settimane. Il controllo degli indici di funzionalità tiroidea va eseguito ogni 6 mesi, una volta raggiunto il compenso funzionale

Capitolo 9

Alterazione acuta dello stato di coscienza e della vigilanza, associata a respiro superficiale, in persona affetta da linfoma non Hodgkin alto grado, stadio III B, sottoposta di recente a trattamento steroideo ad alte dosi

Contiene informazioni su: diagnosi differenziale degli stati confusionali acuti, gestione clinica dell'alcalosi metabolica

1. Scenario clinico

Una persona di 72 anni di sesso femminile è giunta alla nostra osservazione, trasferita da altro nosocomio per definire ed intraprendere il trattamento di un Linfoma non Hodgkin (LNH) alto grado di malignità, tipo immunoblastico B, a localizzazione linfonodale sopra e sotto diaframmatica (stadio B-III).

La malattia era comparsa diversi mesi prima con alterazioni dell'alvo e dolore addominale sordo; in seguito a diversi accertamenti la diagnosi era stata posta sulla base dell'esame istologico di un prelievo eseguito su una massa a colata mediastinica e retroperitoneale, documentata con una risonanza magnetica.

Per questa patologia la signora era stata sottoposta, fino ad alcuni giorni prima, a trattamento interlocutorio con corticosteroidi ad alte dosi (metilprednisolone 80 mg/die)

All'ingresso in reparto la persona assistita presenta respiro superficiale ed appare letargica, ma facilmente risvegliabile dal sopore allo stimolo verbale; risponde coerentemente a domande semplici, ma risultano compromesse l'attenzione, la memoria e la capacità di ragionamento. Il familiare che l'accompagna riferisce che lo stato confusionale in cui si trova si è instaurato progressivamente negli ultimi due giorni.

L'obiettività sistemica è caratterizzata da dolorabilità diffusa alla palpazione dell'addome, che è peraltro trattabile, e da ridotta espansibilità toracica con tachipnea (frequenza cardiaca. 30 atti/min), respiro superficiale e ridotta espansibilità toracica.

Pressione arteriosa ai limiti (160/90 mmHg), esame obiettivo neurologico, subordinatamente allo stato della paziente, privo di deficit neurologici focali, assenza di rigor nucale.

2. Individuazione del problema clinico

Il problema clinico poteva essere così formulato:

Alterazione acuta dello stato di coscienza e della vigilanza, associata a respiro superficiale, in persona affetta da LNH alto grado stadio III-B, sottoposta di recente a trattamento steroideo ad alte dosi

Ci domandiamo ora come possa realizzarsi la diagnosi differenziale degli stati confusionali acuti (**Quesito di background n. 1**).

QUESITO DI BACKGROUND N. 1

Qual è la diagnosi differenziale degli stati confusionali acuti?

1. *Cause neurologiche*
   - traumi
   - disturbi cerebrovascolari
   - neoplasie cerebrali primitive o secondarie
   - infezioni (meningite, encefalite)
   - epilessia

2. *Cause sistemiche*
   - ipoglicemia / diabete scompensato (chetoacidosi, iperosmolarità)
   - ipossia
   - anemia grave
   - insufficienza renale
   - insufficienza epatica
   - squilibri idroelettrolitici e/o dell'equilibrio acido-base
   - deficit vitaminici (encefalopatia di Wernicke, pellagra, carenza vit B12)
   - iper- o ipo-attività tiroidea o surrenalica
   - sepsi
   - lesioni termiche (ipotermia – colpo di calore)
   - sindrome da iperviscosità
   - intossicazione da alcol, droghe o farmaci
   - astinenza da farmaci (alcol, barbiturici, stupefacenti)

3. *Cause psichiatriche*
   - depressione
   - mania
   - ansia
   - isteria
   - psicosi

Applichiamo al nostro assistito le informazioni ottenute nei quesiti di background

Approfondiamo l'anamnesi, facendoci aiutare dai familiari:

- non sono noti traumi cerebrali recenti, né storia di epilessia
- la paziente non faceva uso di farmaci psicotropi, né vi è storia nota di abuso di alcol o droghe
- non sono note patologie epatiche, renali, endocrine o metaboliche concomitanti
- l'assenza di sintomi (cefalea, fotofobia) e dei segni clinici caratteristici rende assai poco probabile una flogosi meningea.

3. Formulazione delle ipotesi

Le **ipotesi diagnostiche** più probabili nella nostra assistita sono:

A. Ipossia da deficit ventilatorio (occupazione linfomatosa mediastinica e sottodiaframmatica)
B. Alterazioni dell'equilibrio acido-base (Tabella 1)
C. Alterazioni elettrolitiche (Tabella 2)
D. Localizzazione cerebrale di linfoma (Tabella 3)
E. Alterazioni importanti della glicemia (terapia steroidea ad alte dosi) (Tabella 4)

Nonostante la negatività dell'anamnesi, valutiamo preliminarmente emocromo, funzionalità epatica e renale; ci predisponiamo quindi alla verifica delle ipotesi formulate.

4. Verifica delle ipotesi

Tabella 1. Ipossia ed alterazioni dell'equilibrio acido-base

Test	Risultati attesi	Implicazioni cliniche
Emogasanalisi	Insufficienza respiratoria (pO_2 <60 mmHg)	Consente di diagnosticare i disturbi dell'omeostasi acido-base e dell'ossigenazione
	Acidemia (pH<7,38) oppure alcaliemia (pH>7,42)	

Tabella 2. Alterazioni elettrolitiche

Test	Risultati attesi	Implicazioni cliniche
Dosaggio Na^+, K^+, Ca^{++}, Cl-	Valori alterati	Le alterazioni più frequentemente responsabili di anomalie del S.N.C. sono quelle relative a sodio e calcio

Tabella 3. Localizzazione cerebrale di linfoma

Test	Risultati attesi	Implicazioni cliniche
TAC	Lesioni cerebrali	Consente di diagnosticare lesioni organiche cerebrali N.B. può essere negativa nelle prime 24h dopo evento ischemico

Tabella 4. Alterazioni glicemiche

Test	Risultati attesi	Implicazioni cliniche
Glicemia	Glicemia < 30 mg/dl oppure > 600 mg/dl	Solo alterazioni severe della glicemia possono essere responsabili di alterazioni dello stato di coscienza

5. Risultati degli esami eseguiti

*Test diagnostici per la valutazione delle ipotesi di ipossia e/o alterazione dell'e-
quilibrio acido-base*

Emogas:
- pH: 7,56 (v.n. 7.38- 7.42)
- pCO$_2$: 51,5 mmHg (v.n. 38-42 mmHg)
- HCO$_3$: 45,7 mEq/l   (v.n. 22-26 mEq/l)
- pO$_2$: 44,9 mmHg
- SO$_2$: 89,4%

⇨ *In base al valore di pH riconosciamo la presenza di una alcaliemia
Alcaliemia= pH>7,42 - Acidemia= pH < 7.38
In base ai valori di pCO$_2$ e bicarbonato rileviamo che è in corso un tentativo
di compenso respiratorio ad un disturbo primario di natura metabolica: si
tratta di una alcalosi metabolica scompensata.*

A questa conclusione siamo giunti dopo avere cercato risposta al quesito: da
quali dati emogasanalitici si può dedurre se il disturbo primario alla base del-
l'alcalosi è di tipo respiratorio o metabolico? (**Quesito di background n. 2**).

QUESITO DI BACKGROUND N. 2

**Come si può riconoscere, interpretando i dati emogasanalitici, se il disturbo prima-
rio alla base dell'alcalosi è di tipo respiratorio o metabolico?**

Sulla base dell'equazione di Henderson -Hasselbach $pH= Pk + \frac{\log [HCO_3-]}{pCO_2}$
si comprende come un incremento del pH (alcaliemia) può derivare da:
- incremento primitivo dei bicarbonati (alcalosi metabolica) per un difetto della
loro eliminazione. Tale situazione si riconosce da una concentrazione di bicarbonati superiore a **26 mEq/L.**

- riduzione primitiva della pCO$_2$ (alcalosi respiratoria) dovuta ad una iperventila-
zione. Tale situazione si riconosce dai valori di pCO$_2$< 38 mmHg.

	Alcalosi metabolica scompensata	Alcalosi respiratoria scompensata
[HCO$_3$-]	↑↑ primitivo	↓ compenso
pCO$_2$	↑ compenso	↓↓ primitivo
Rapporto	aumentato	aumentato

Per completare la definizione del caso ci siamo a questo punto chiesti quali sono le principali cause di alcalosi metabolica; la risposta è nella tabella seguente (**Quesito di background n. 3**).

QUESITO DI BACKGROUND N. 3

Quali sono le principali cause di alcalosi metabolica?

Associata a deplezione di volume (di cloruro)
- vomito o drenaggio gastrico
- terapia diuretica

Associata ad eccesso di mineralcorticoidi
- S. di Cushing
- iperaldosteronismo primitivo
- S. Bartter

Grave deplezione di potassio
- associata a tutte le cause sopra elencate
- vomito, diarrea, adenomi villosi, fistole
- deplezione di magnesio

Eccesso di alcali
- esogeni: *milk-alkali syndrome*
- endogeni: alcalosi post-ipercapnica

Esami eseguiti nell'ipotesi di alterazioni elettrolitiche
Elettroliti sierici:
- Na^+: 142 mEq/l
- K^+: 1,7 mEq/l
- Ca^{++}: 9,0mg/dl
- Cl^-: 89 mEq/l

⇨ *Ci troviamo di fronte ad una severa ipopotassiemia e ad una discreta ipocloremia; il rischio di insorgenza improvvisa di aritmie cardiache fatali correlato all'ipopotassiemia impone l'inizio immediato della terapia.*

Esami eseguiti nell'ipotesi di localizzazione cerebrale di linfoma
TAC encefalo: negativa per localizzazioni linfomatose macroscopiche

⇨ *La negatività della TAC encefalo esclude con sufficiente probabilità una lesione cerebrale organica di qualsiasi natura (N.B. le lesioni ischemiche cerebrali possono non essere evidenti subito dopo l'evento).*

Esami eseguiti nell'ipotesi di alterazioni glicemiche
Glicemia: 217 mg/dl
⇨ *Essendo la paziente a digiuno, un tale valore è indicativo di diabete mellito franco, probabilmente attribuibile alla terapia steroidea ad alte dosi effettuata. Tuttavia tali valori non sono in grado di giustificare l'alterato stato di coscienza in cui versa la paziente.*

6. Definizione della diagnosi

In conclusione i dati in nostro possesso evidenziano uno stato di severa alterazione dell'equlibro acido-base e idroelettrolitico. In particolare si delinea una *alcalosi metabolica associata ad ipopotassiemia, con ogni verosimiglianza correlata ad eccessiva somministrazione di mineralcorticoidi.*

7. Scelta della terapia

Risolto il problema diagnostico, ci interroghiamo su quale possa essere la più adeguata strategia terapeutica (**Quesito di background n. 4**).

QUESITO DI BACKGROUND N. 4

Qual è la terapia dell'alcalosi metabolica?

1. Correggere il deficit di volume attraverso l'infusione di soluzione isotonica di NaCl
2. Correggere il deficit di potassio attraverso la somministrazione di KCl in vena
3. In caso di iperaldosteronismo somministrare diuretici risparmiatori di potassio
4. In caso di alcalemia severa (pH>7.7) può giovare il trattamento con HCl isotonico (150 mmol/l) infuso per una via centrale

---

Applichiamo al nostro paziente le informazioni ottenute nei quesiti di background

Nel nostro caso si è assistito a normalizzazione del quadro idro-elettrolitico, dell'equilibrio acido-base e al ripristino di una normale ventilazione dopo:
- terapia endovenosa con soluzione fisiologica 2500 ml e KCl 60 mEq/die in infusione continua per 10 giorni
- diuretico risparmiatore di potassio per via endovenosa (spironolattone)
- trattamento chemioterapico del disordine linfoproliferativo con dimostrazione radiologica di riduzione volumetrica delle linfoadenomegalie mediastiniche ed addominali.

Capitolo 10

Astenia, anoressia in persona con epatopatia e riscontro laboratoristico di insufficienza renale, proteinuria e anemia moderata

Contiene informazioni su: proteinuria, amiloidosi

1. Scenario clinico

Un uomo di 68 anni presenta da alcuni mesi astenia e anoressia; recatosi dal medico curante, questi prescriveva esami ematochimici che evidenziano:
- emoglobina (Hb): 10,4 g/dl
- nella norma funzionalità epatica e bilancio elettrolitico
- creatinina: 2,6 mg/dl
- azotemia: 60mg/dl
- proteinuria

Fondamentalmente insufficienza renale e proteinuria; ci interroghiamo sull'approccio clinico alla proteinuria (**Quesiti di background n. 1, 2, 3**).

QUESITI DI BACKGROUND N. 1

Come viene valutata l'escrezione urinaria di proteine?

Il test di *screening* per la ricerca di proteinuria è lo *stick* urinario. La lettura dello *stick* dà informazioni di tipo qualitativo, in particolare:
- negativo
- tracce (corrispondente approssimativamente a 10-20 mg/dl)
- proteine 1+ (corrispondente approssimativamente a 30 mg/dl)
- proteine 2+ (corrispondente approssimativamente a 100 mg/dl)
- proteine 3+(corrispondente approssimativamente a 300 mg/dl)
- proteine 4+(corrispondente approssimativamente a 1000 mg/dl)

continua →

continua QUESITO DI BACKGROUND N.1

Si può avere:

Falsa positività dello stick urinario per proteinuria

- pH urinario > 7,5
- cattiva tecnica di esecuzione dello stick (immersione prolungata)
- urine molto concentrate
- macroematuria
- presenza di pus, liquido seminale o secrezioni vaginali
- terapia con penicillina, sulfonamidi, tolbutamide

Falsa negatività

- urine diluite
- proteine a basso peso molecolare

La conferma e la valutazione quantitativa della proteinuria richiedono la ricerca della proteinuria delle 24 ore o il calcolo del rapporto tra proteine urinarie e creatinina urinaria.

Viene considerata patologica un'escrezione urinaria di proteine > 150 mg nelle 24h o un rapporto proteine/creatinina urinaria > 0,15.

QUESITI DI BACKGROUND N. 2

Qual è l'approccio clinico di fronte al riscontro di proteinuria?

Il riscontro di proteinuria all'esame urine richiede innanzitutto l'esclusione di cause fisiologiche (vedi Tabella).

Una volta ottenuta la conferma del dato, si procede ad una valutazione quantitativa dell'escrezione urinaria di proteine, sulla base della quale avviene la successiva gestione.

Altri parametri utili da prendere in considerazione nelle persone con riscontro di proteinuria sono: funzionalità renale, reperti del sedimento urinario, diabete, ipertensione arteriosa.

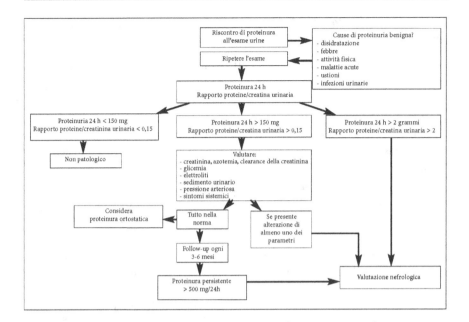

QUESITI DI BACKGROUND N. 3

Quali sono le principali cause di proteinuria?

1. Cause glomerulari (aumentata permeabilità glomerulare)
  a. Glomerulopatie primitive
   Malattia a lesioni minime, nefropatia da IgA, glomerulonefrite membranosa idiopatica, glomerulonefrite focale segmentaria, glomerulonefrite membrano-proliferativa
  b. Glomerulopatie secondarie
   Diabete mellito (nefropatia diabetica), ipertensione arteriosa, lupus eritematoso sistemico, amiloidosi, preeclampsia, infezioni, neoplasie
  c. Glomerulopatie indotte da farmaci
   Eroina, FANS, penicillamine, litio, metalli pesanti

2. Cause tubulari (ridotto riassorbimento tubulare)
 Nefrosclerosi ipertensiva, nefropatia uratica, reazioni da ipersensibilità, nefriti interstiziali, sindrome di Fanconi, metalli pesanti, anemia falciforme, FANS, antibiotici

3. Da aumentata produzione di proteine a basso peso molecolare
 Emoglobinuria, mioglobinuria, mieloma multiplo, amiloidosi

Approfondiamo l'anamnesi alla luce delle informazioni ottenute nei quesiti di background

In particolare ci interessano gli elementi anamnestici utili per indirizzarci circa l'eziologia della proteinuria:

- la persona assistita riferisce normali valori di pressione arteriosa e non è affetta da diabete mellito
- non viene riferita l'assunzione di farmaci nefrotossici né emergono elementi suggestivi di malattia lupica, in particolare segni di artrite, polisierosite, fotosensibilità o rash malare
- dalla consultazione di pregressi esami laboratoristici eseguiti negli anni precedenti non emergono alterazioni a carico dell'emocromo né elevati valori di uricemia

Obiettivamente non sono presenti linfoadenopatie superficiali, si apprezza epatomegalia di 2° grado e la milza appare percuotibile ma non palpabile; il murmure vescicolare risulta aspro all'ascoltazione su tutti i campi polmonari, in assenza di rumori patologici aggiunti; rimanente obiettività sistemica nella norma, paziente apiretico.

2. Individuazione del problema clinico

In sintesi si può così esprimere il problema clinico:

Astenia, anoressia in una persona con epatomegalia e riscontro laboratoristico di insufficienza renale, proteinuria e anemia moderata

3. Formulazione delle ipotesi

Le **ipotesi diagnostiche** più probabili divengono quindi:
A. Glomerulonefrite primitiva (Tabella 1)
B. Amiloidosi sistemica (Tabella 2)
- tipo AL: - idiopatica
              - associata a mieloma
- tipo AA: - associata a malattia infiammatoria cronica
C. Mieloma multiplo (Tabella 3)

4. Verifica delle ipotesi

Tabella 1. Glomerulonefrite primitiva

Test	Risultati attesi	Implicazioni cliniche
Esame urine	Sedimento urinario di tipo nefritico	Suggestivo di glomerulonefrite
Stratigrafia ombre renali	Dimensioni renali conservate o aumentate	Il riscontro di riduzione dei diametri renali fa propendere per una nefropatia cronica
Biopsia renale	Quadro di glomerulopatia In particolare le G.N. che più frequentemente danno proteinuria sono: - malattia a lesioni minime - nefropatia da IgA - glomerulonefrite membranosa idiopatica - glomerulonefrite focale segmentaria - glomerulonefrite membranoproliferativa	*Gold standard* diagnostico

Tabella 2. Amiloidosi sistemica

Test	Risultati attesi	Implicazioni cliniche
Biopsia	Dimostrazione delle fibrille amiloidi attraverso colorazioni specifiche (Rosso Congo, tioflavina) La classificazione del tipo di amiloidosi richiede indagini immunoistochimiche	*Gold standard* diagnostico

Domandiamo quale sia la sede più idonea da sottoporre a biopsia per la diagnosi istologica di amiloidosi (**Quesito di background n. 4**).

QUESITO DI BACKGROUND N. 4

Quali sono le sedi di prelievo bioptico per la ricerca di sostanza amiloide?

Punti comuni di prelievo bioptico:
  Cuscinetto adiposo sottocutaneo dell'addome, mucosa rettale, cute, gengive
Punti di prelievo occasionali:
  Intestino tenue, muscolo, nervi
Punti di prelievo raramente utilizzati:
  Rene, fegato, midollo osseo, sinovia, milza

Tabella 3. Mieloma multiplo

Test	Risultati attesi	Implicazioni cliniche
Elettroforesi delle proteine sieriche	Ipergammaglobulinemia monoclonale Ipogammaglobulinemia (mieloma micromolecolare)	Se cospicua, la componente monoclonale può essere diagnosticata alla sola elettroforesi sieroproteica. Negli altri casi è indice di sospetto
Immunodiffusione radiale	Incremento di una classe immunoglobulinica o riduzione di alcune o di tutte le classi	Se importante, sospetto di componente monoclonale
Immunoelettroforesi Immunofissazione	Componente monoclonale	Diagnostica di gammapatia monoclonale
Elettroforesi proteine urinarie	Proteinuria di Bence-Jones	Caratterizza la natura della proteinuria. Può essere isolata nel mieloma macromolecolare.
Rx scheletro	Lesioni osteolitiche	Diagnostiche di mieloma multiplo
Biopsia osteomidollare	Plasmacitosi midollare: 10-20% mieloma *smoldering*, 20-30% mieloma indolente, > 30% mieloma conclamato	Diagnostica di mieloma multiplo

5. Risultati degli esami eseguiti

Test diagnostici per la valutazione dell' ipotesi di glomerulonefrite
- esame urine: positività della proteinuria, scarsi leucociti, cellule delle basse vie urinarie e tracce di emoglobina
- stratigrafia ombre renali: diametro delle ombre renali ai limiti superiori della norma
- biopsia renale: presenza di depositi di amiloide in sede glomerulare

⇨ *Non sono emersi dati a favore dell'ipotesi di glomerulonefrite; il riscontro di depositi di amiloide a livello glomerulare depone a favore dell'ipotesi di amiloidosi di cui viene documentato il coinvolgimento renale*

Esami eseguiti nell'ipotesi di amiloidosi
- biopsia mucosa rettale: positiva la ricerca di amiloide

⇨ *La presenza di amiloide alla biopsia della mucosa rettale fa porre diagnosi di amiloidosi. Nascono quindi alcuni quesiti: quali siano le manifestazioni cliniche* (**Quesito di background n. 5**) *e quali le cause* (**Quesito di background n. 6**) *dell'amiloidosi sistemica.*

Per quanto concerne il tipo e l'eziologia, rimane da escludere che la persona assistita sia affetta da mieloma multiplo o da altre malattie infiammatorie croniche che si associano a amiloidosi. A tale proposito, il quadro clinico del paziente non ci consente di prendere in considerazione le ipotesi di artrite reumatoide, lebbra o osteomielite; ci riserviamo di verificare l'ipotesi di infezione da micobatteri (tine-test, Rx torace, ricerca Bacillo di Koch (BK) nelle urine: risultati negativi) e di approfondire con indagini di primo livello la possibilità di una patologia intestinale (calo ponderale, emocromo, ferritina, indici biologici di flogosi, indici di malassorbimento: non alterazioni di rilievo).

QUESITO DI BACKGROUND N. 5

Quali sono le manifestazioni cliniche dell'amiloidosi?

Organo	Manifestazioni cliniche
Rene	Proteinuria, IRC
Cuore	Cardiomegalia, insufficienza cardiaca congestizia, aritmie
Fegato	Epatomegalia, in fase avanzata alterazioni della funzionalità epatica o ipertensione portale
Cute	Papule o placche nel cavo ascellare, regione anale o inguinale, volto, collo
Tratto gastroenterico	Macroglossia, sindrome da malassorbimento
Sistema nervoso	Sindrome del tunnel carpale, neuropatia periferica, disfunzioni autonomiche
Articolazioni e muscoli	Artrite amiloidosica, pseudomiopatia da infiltrazione della muscolatura

QUESITO DI BACKGROUND N. 6

Quali sono le cause di amiloidosi sistemica?

Proteina amiloide	Precursore proteico	Eziologia
AL	Igλ, Igκ	Idiopatica (primaria) Associata a mieloma
AA	ApoSAA	Malattia infiammatoria cronica: TBC, artrite reumatoide, osteomielite, lebbra, linfomi intestinali, enteriti granulomatose, malattia di Whipple, febbre mediterranea familiare

Esami eseguiti nell'ipotesi di mieloma multiplo
- elettroforesi delle proteine sieriche: ipogammaglobulinemia
- immunoelettroforesi : non evidenza di ispessimenti monoclonali
- elettroforesi delle proteine urinarie: negativa la ricerca della proteinuria di Bence-Jones
- Rx scheletro: non lesioni osteolitiche
- BOM: midollo normale
⇨ *I risultati ottenuti nel nostro paziente rendono poco probabile la diagnosi di mieloma multiplo*

6. Definizione della diagnosi

Sulla base dei dati in nostro possesso definiamo che il soggetto è verosimilmente affetto da amiloidosi di tipo AL. Preliminarmente quindi ci domandiamo come si valuta il danno d'organo in corso di amiloidosi (**Quesito di background n. 7**).

QUESITO DI BACKGROUND N. 7

Come si valuta il danno d'organo in corso di amiloidosi?

Organo bersaglio	Indagini richieste
Rene	Proteinuria/24h, creatinemia, *clearance* della creatinina, eventualmente biopsia renale
Cuore	ECG, ecocardiogramma
Fegato	Ecografia addome, indici di funzionalità epatica, eventualmente biopsia epatica
Sistema nervoso	Se sintomatico (anamnesi ed es. obiettivo neurologico): EMG

Applichiamo al nostro assistito le informazioni ottenute nei quesiti di background

Ricerchiamo quindi l' eventuale compromissione di rene, cuore, fegato, sistema nervoso ed otteniamo i seguenti risultati:

Compromissione renale
a) Proteinuria/24h = 1,08 g/24h
b) Creatininemia = 2,6 mg/dl
c) Clearence della creatinina = 24 ml/min

Compromissione cardiaca
a) ECG: emiblocco anteriore sinistro, anomalie della ripolarizzazione
b) Ecocardiogramma: non segni di cardiopatia amiloidotica

Compromissione epatica
a) Ecografia addome: epatomegalia
b) Indici di funzionalità epatica nella norma

Compromissione del sistema nervoso
a) Clinica: parestesie agli arti superiori in territorio del nervo mediano
b) EMG: sindrome del tunnel carpale bilaterale

7. Scelta della terapia

Ci poniamo il quesito quali possano essere i presidi terapeutici per un soggetto portatore di amiloidosi di tipo AL (**Quesito terapeutico n. 1**) e il ruolo che possono avere le cellule staminali nel prolungare la sopravvivenza (**Quesito terapeutico n. 2**).

QUESITO TERAPEUTICO N. 1

Quali sono i presidi terapeutici disponibili per un soggetto affetto da amiloidosi di tipo AL?

Il trattamento tradizionale dell'amiloidosi AL prevede chemioterapia mediante prednisone e melfalan
È stato recentemente proposto, per pazienti con interessamento di 1 o 2 organi e con minimo interessamento cardiaco, l'utilizzo di alte dosi di melfalan con trapianto di cellule staminali ematopoietiche

QUESITO TERAPEUTICO N. 2

In un paziente con amiloidosi, il trapianto di cellule staminali migliora la sopravvivenza rispetto alla terapia con melfalan?

Non ci sono ancora sufficienti evidenze per raccomandare l'uso del trapianto di cellule staminali nel trattamento di routine dell'amiloidosi; sono necessari ulteriori studi per stabilire con maggiore forza l'efficacia di tale strategia.

8. Controllo dell'evoluzione

L'ultimo quesito che il caso propone è quello di conoscere i parametri di laboratorio che incidono sulla sopravvivenza (**Quesito prognostico n. 1**).

QUESITO PROGNOSTICO N. 1

In un soggetto con amiloidosi di tipo AL ad interessamento renale, quali sono le alterazioni dei parametri di laboratorio che incidono sulla sopravvivenza?

La sopravvivenza in caso di amiloidosi renale dipende dalla concentrazione di creatinina sierica all'esordio.
Il valore di proteinuria/24h non ha impatto sulla sopravvivenza, mentre rappresenta un fattore prognostico sfavorevole per lo sviluppo di insufficienza renale terminale.
I soggetti che hanno un valore di creatininemia <1,3 mg/dl hanno una mediana di sopravvivenza di 25 mesi, mentre i pazienti con valori di creatininemia > 1,3 mg/dl hanno una mediana di sopravvivenza di 15 mesi.

Capitolo 11

Tosse secca e dispnea da sforzo in soggetto con riscontro, alla radiografia del torace, di ispessimento diffuso della trama interstiziale

Contiene informazioni su: fibrosi polmonare, gestione clinica della fibrosi polmonare idiopatica

1. Scenario clinico

In un uomo di 60 anni sono comparsi da circa 5 mesi tosse secca e dispnea da sforzo; dopo circa un mese dall'esordio, il medico curante, per la persistenza della sintomatologia e nel sospetto di una forma infettiva, prescriveva terapia antibiotica con un macrolide per una settimana, terapia che tuttavia non sortiva alcun beneficio. Veniva inoltre sostituito l'ACE-inibitore, assunto come trattamento anti-ipertensivo, con un sartanico. Data l'ulteriore persistenza della sintomatologia, si eseguiva una radiografia del torace, che mostrava un diffuso ispessimento dell'interstizio polmonare. Gli ultimi esami di laboratorio hanno evidenziato modesta sindrome biologica da flogosi (velocità d'eritrosedimentazione: 32, proteina C reattiva: 0,8), normalità dell'emocromo e dei test esploranti la funzionalità epatica e renale. Nell'ultimo mese il soggetto ha lamentato inoltre astenia di modesta entità e ipostenia prevalentemente a carico degli arti inferiori.

Obiettivamente, all'ascoltazione del torace presenza di crepitii basali bilaterali, con normale espansibilità degli emitoraci e mobilità delle basi. Rimanente obiettività sistemica nella norma, ad eccezione di un soffio sistolico 2/6 meglio udibile sui focolai della base e di un minuto linfonodo inguinale destro.

2. Individuazione del problema clinico

Si può così definire il problema clinico:

Tosse secca e dispnea da sforzo in un soggetto con riscontro, alla radiografia del torace, di ispessimento diffuso della trama interstiziale

3. Formulazione delle ipotesi

La sintomatologia ed il quadro radiologico depongono per una pneumopatia interstiziale diffusa; ci domandiamo quali siano i quadri patologici caratterizzati da una interstiziopatia fibrosante (**Quesito di background n. 1**) e quali le caratteristiche che li accomunano (**Quesito di background n. 2**).

QUESITO DI BACKGROUND N. 1

Quali sono le malattie che comportano una pneumopatia interstiziale diffusa?

	Ad eziologia nota	Ad eziologia sconosciuta
Alveolite, flogosi interstiziale e fibrosi **senza granulomi**	Asbestosi Fumi, gas Farmaci Radiazioni Polmonite *ab ingestis* Esiti di ARDS	Fibrosi polmonare idiopatica Connettiviti (LES, AR, SSc, Sjogren, polimiosite) Sindromi emorragiche polmonari (Goodpasture, emosiderosi polmonare idiopatica) Proteinosi alveolare polmonare Polmonite eosinofila Linfangioleiomiomatosi Amiloidosi Malattie ereditarie (Sclerosi tuberosa, Neurofibromatosi, Niemann-Pick, Gaucher, Hermansky-Pudlak) Malattie autoimmuni intestinali o epatiche (Crohn, CU, CBP, epatite autoimmune)
Alveolite, flogosi interstiziale e fibrosi **con granulomi**	Polmonite da ipersensibilità verso polveri organiche ed inorganiche (berillio, silice)	Sarcoidosi Granulomatosi a cellule di Langerhans (granuloma eosinofilo) Vascoliti granulomatose (Wegener, Churg-Strauss) Granulomatosi broncocentrica

QUESITO DI BACKGROUND N. 2

Quali sono le caratteristiche che accomunano tali patologie?

Vi sono tra le diverse forme di malattie dell'interstizio polmonare, che non siano su base neoplastica o infettiva, molteplici caratteristiche comuni:

1. *Patogenesi*
   - insulto iniziale alla superficie epiteliale

     ↓
   - infiammazione degli spazi aerei e delle pareti alveolari: alveolite

     ↓
   - diffusione dell'infiammazione all'interstizio e ai vasi adiacenti, eventualmente ai bronchioli

     ↓
   - fibrosi e rimaneggiamento architetturale

2. *Clinica*
   - sintomatologia caratterizzata da dispnea da sforzo e tosse secca
   - nelle fasi avanzae sono udibili crepitii all'auscultazione del torace

3. *Fisiopatologia respiratoria*
   a) *Scambi gassosi*
      Nelle fasi precoci delle patologie dell'interstizio polmonare vi è una concomitante alterazione del rapporto ventilazione-perfusione e della capacità di diffusione che compromettono gli scambi gassosi, soprattutto sotto sforzo. Questo si traduce in:
      - una riduzione della pO_2 e della $SatO_2$, con incremento del gradiente alveolo-arterioso di O_2 ($AaPO_2$)
      - una riduzione della DLCO (diffusione polmonare del monossido di carbonio)
   b) *Meccanica respiratoria*
      Le interstiziopatie polmonari sono caratterizzate dallo sviluppo di un quadro di insufficienza respiratoria di tipo **restrittivo** parenchimale:
      - ↓ di tutti i volumi polmonari
      in particolare la CPT *(capacità polmonare totale)* e il VC *(volume corrente)* possibile ↓ anche di VR *(volume residuo)*
      - conservazione dei flussi espiratori forzati con possibile aumento del rapporto FEV1/CVF *(flusso espiratorio forzato 1° sec/capacità vitale forzata)*

Applichiamo al nostro caso le informazioni ottenute nei quesiti di background

Approfondiamo l'anamnesi allo scopo di individuare elementi che possano orientare verso una specifica forma di interstiziopatia polmonare. Da questa indagine emerge che:

- il soggetto, attualmente in pensione, ha svolto impieghi di tipo sedentario; in particolare non vi è stata esposizione professionale nota ad asbesto, berillio, silice né a polveri organiche;
- non vi è all'anamnesi patologica remota storia di trattamento chemioterapico o radiante, né di assunzione di farmaci, ad eccezione del sartanico prescritto per il controllo pressorio, ed in particolare non ha mai assunto amiodarone, methotrexate, nitrofurantoina;
- non vi è familiarità nota per forme ereditarie di sindromi con fibrosi polmonare;
- quale ulteriore sintomatologia, viene riferita xerostomia da diverso tempo, in assenza di xeroftalmia; mai febbre.

Le **ipotesi diagnostiche** più probabili sono quindi:
A. Interstiziopatia polmonare in corso di connettivite
    - Sclerosi sistemica (Tabella 1)
    - Sindrome di Sjogren (Tabella 2)
    - Polimiosite (Tabella 3)
    - Artrite reumatoide (Tabella 4)
B. Sarcoidosi
C. Fibrosi polmonare idiopatica (Tabella 5)

4. Verifica delle ipotesi

Procediamo come di consueto alla verifica separata di ciascuna ipotesi.

Tabella 1. Interstiziopatia polmonare in corso di connettivite a) Sclerosi sistemica

Test	Risultati attesi	Implicazioni cliniche
Anamnesi ed esame obiettivo	Fenomeno di Raynaud, ulcere acrali, sclerosi cutanea	Sono le principali manifestazioni cliniche della malattia, che ne inducono il sospetto
Sierologia immunologica	Anticorpi anti-Scl70 Anticorpi anti-centromero	Si associano ad interessamento viscerale polmonare più frequentemente nella forma limitata

Tabella 2. Sindrome di Sjogren

Test	Risultati attesi	Implicazioni cliniche
Anamnesi	Xerostomia, xeroftalmia	Principali manifestazioni cliniche della malattia, tuttavia aspecifiche
Esami di laboratorio	Dissociazione VES/PCR Ipergammaglobulinemia	Di frequente ma non necessario riscontro in corso di Sjogren, aspecifico
Sierologia immunologica	Positività di ANA Eventuale positività di ENA (anti-SSA e anti-SSB) Eventuale positività del Fattore Reumatoide	Markers sierologici della sindrome di Sjogren. Specificità discreta

Tabella 3. Polimiosite

Test	Risultati attesi	Implicazioni cliniche
Enzimi muscolari: CPK, AST, ALT, LDH	Aumentati	Indicativo di miopatia, indipendentemente dalla natura di questa

Tabella 4. Artrite reumatoide

Test	Risultati attesi	Implicazioni cliniche
Anamnesi	Storia di artrite con caratteristiche cliniche compatibili con la diagnosi	Aspecifica, ma indispensabile per la diagnosi

Sarcoidosi
Vedi: Lezione 1, Ipotesi diagnostica D: malattia granulomatosa (sarcoidosi)

Tabella 5. Fibrosi polmonare idiopatica

Test	Risultati attesi	Implicazioni cliniche
Spirometria	Riduzione della DLCO Pattern restrittivo	Descrive il tipo (caratteristi-co) e l'entità del deficit restrittivo
Radiografia del torace	Opacità di tipo reticolare bilaterali periferiche, più frequentemente basali	Documenta l'interstiziopatia polmonare
TAC torace ad alta risoluzione	Opacità di tipo reticolare bilaterali periferiche, più frequentemente basali Aree a "vetro smerigliato" (variabile)	Suggerisce la diagnosi, correla con la risposta alla terapia
Biopsia polmonare chirurgica (toracoscopica o aperta)	Aspetti istologici tipici di UIP (*Usual Interstitial Pneumonia*): alternanza di aree di polmone normale, flogosi dell'interstizio, fibro-si e aspetti a nido d'ape	*Gold standard* diagnostico
Ulteriori indagini (vedi altre ipotesi)	Esclusione di altre cause note di interstiziopatie polmonari	Necessario per la diagnosi di forma criptogenetica

La biopsia polmonare è quindi il *gold standard* della diagnosi della fibrosi polmonare idiopatica; ci domandiamo se, in sua assenza, sia egualmente possibile porre la diagnosi (**Quesito di background n. 3**).

QUESITO DI BACKGROUND N. 3

È possibile porre diagnosi di fibrosi polmonare idiopatica in assenza di biopsia chirurgica del polmone?

In assenza di biopsia polmonare chirurgica, la diagnosi di fibrosi polmonare idiopatica rimane incerta.

Tuttavia, in un soggetto adulto immunocompetente, la presenza di *tutti i criteri maggiori*, associata ad *almeno tre criteri minori*, rende molto probabile la diagnosi di FPI.

Criteri maggiori:
1. Esclusione delle altre cause note di interstiziopatia
2. Quadro restrittivo alla spirometria associato a riduzione della DLCO
3. Riscontro alla TAC ad alta risoluzione di aspetti reticolari bibasali con minima presenza di aree "a vetro smerigliato"
4. Biopsia polmonare transbronchiale o BAL che non mostrino aspetti suggestivi per una diagnosi alternativa

Criteri minori:
1. Età > 50 anni
2. Comparsa insidiosa di dispnea da sforzo non altrimenti spiegata
3. Durata di malattia > 3 mesi
4. Crepitii inspiratori bibasali all'ascoltazione del torace

5. Risultati degli esami eseguiti

Esami eseguiti come screening nell'ipotesi di interstiziopatia polmonare in corso di connettiviti
- anamnesi: negativa per fenomeno di Raynaud, artrite o xeroftalmia; presenza nell'ultimo periodo di una lieve xerostomia
- esame obiettivo: non vi è evidenza di sclerosi cutanea
- indici di flogosi: è presente solamente un lieve aumento della PCR=1,0 in assenza di incremento di VES o gammaglobuline
- enzimi muscolari: nella norma
- sierologia immunologica: assenti ANA ed ENA; positività a basso titolo del fattore reumatoide
⇨ *L'ipotesi di connettivite può con alta probabilità essere esclusa.*

Esami eseguiti nell'ipotesi di sarcoidosi
- ACE: nella norma
- calciuria: nella norma
- intradermoreazione: negativa
- biopsia polmonare transbronchiale: aree di flogosi interstiziale e di sostituzione fibrotica, non granulomi

- radiografia del torace: quadro di diffuso ispessimento dell'interstizio; ombra cardiomediastinica nei limiti
- tomografia computerizzata (TC) torace con mezzo di contrasto con scansioni ad alta risoluzione: presenza di piccoli linfonodi sottocarenali e nella finestra aorto-polmonare di diametro max 1,2 cm; aree di ispessimento dell'interstizio prevalenti alle basi
- BAL: aumento moderato della cellularità totale con riduzione relativa della quota linfocitaria

⇨ *Non vi sono sufficienti elementi per confermare la diagnosi di sarcoidosi.*

Esami eseguiti nell'ipotesi di fibrosi polmonare idiopatica
- spirometria: quadro spirometrico nella norma; discreta riduzione della DLCO
- radiografia del torace: quadro di diffuso ispessimento dell'interstizio; ombra cardiomediastinica nei limiti
- TAC torace ad alta risoluzione: presenza di piccoli linfonodi sottocarenali e nella finestra aorto-polmonare di diametro max 1,2 cm; aree di ispessimento dell'interstizio prevalenti alle basi
- biopsia polmonare transbronchiale: aree di flogosi interstiziale e di sostituzione fibrotica, non granulomi

⇨ *Anche in assenza di biopsia polmonare chirurgica, i dati clinici, laboratoristici e strumentali raccolti nel nostro paziente soddisfano tutti i criteri clinici per la diagnosi di FPI, che può quindi essere posta con alta probabilità.*

6. Definizione della diagnosi

Sulla base dei dati in nostro possesso possiamo affermare che sono soddisfatti tutti i criteri maggiori (quadro spirometrico restrittivo, interstiziopatia polmonare alla TC, esclusione di altre cause di interstiziopatia e non aspetti suggestivi di altre cause alla biopsia transbronchiale) e di tutti i criteri minori (dispnea da sforzo esordita da più di 3 mesi, età > 50 anni, crepitii bibasali all'ascoltazione del torace) per la diagnosi di probabilità di fibrosi polmonare idiopatica. La diagnosi di certezza così come gli elementi utili alla definizione della prognosi deriverebbero dall'istologia ottenuta mediante biopsia chirurgica. Sono infatti descritte diverse forme di interstiziopatie polmonari in relazione al quadro istologico. Ricerchiamo informazioni al riguardo (**Quesito di background n. 4**).

Qual è la classificazione istologica delle Pneumopatie Interstiziali Diffuse (PID) cripto-genetiche (ossia non di natura cicatriziale, neoplastica o associate ad altre malattie)?

La recente classificazione di Katzenstein e Myers riconosce cinque distinti tipi istologici di PID criptogenetiche:
1. UIP (Usual Interstitial Pneumonia/ Idiopathic Pulmonary Fibrosis)
2. NSIP/ NSIF (Non Specific Interstitial Pneumonia/Fibrosis)
3. DIP (Desquamative Interstitial Pneumonia)
4. AIP (Acute Interstitial Pneumonia)
5. BOOP/BIP (Bronchiolitis Obliterans with Organizing Pneumonia/ Bronchiolitis with classical Interstitial Pneumonia)

L'importanza della classificazione istopatologica risiede nelle diverse implicazioni prognostiche e terapeutiche, che caratterizzano ogni forma.

7. Scelta della terapia

La terapia della fibrosi polmonare idiopatica si basa sull' uso degli steroidi e degli immunosoppressori; quando usare gli uni, quando gli altri? Sono possibili strategie terapeutiche alternative? (**Quesiti terapeutici di foreground n. 1, 2**) (**Quesito di background n. 5**).

In un soggetto con fibrosi polmonare idiopatica, la terapia cortisonica, confrontata con l'assenza di terapia, è in grado di prolungare la sopravvivenza o di migliorare la qualità della vita?

La terapia steroidea è stata considerata il trattamento di prima scelta nei pazienti con FPI; nonostante che sin dalle prime segnalazioni risultasse evidente lo scarso beneficio del trattamento, non è stato mai eseguito, per motivi etici, un trial clinico randomizzato controllato contro placebo.

I dati in nostro possesso derivano perciò dall'osservazione di coorti variamente trattate; si deduce che:
- in una percentuale compresa tra il 20 e e il 35% dei pazienti si osserva una risposta clinica e funzionale positiva
- in questi pazienti *responders* la mortalità osservata è minore rispetto ai *non responders*.

Per l'assenza di studi controllati è però impossibile al momento attuale affermare se tale effetto possa essere attribuito alla terapia.

QUESITO TERAPEUTICO DI FOREGROUND N. 2

In un soggrtto affetto da fibrosi polmonare idiopatica, l'aggiunta della terapia immunosoppressiva allo steroide è in grado di migliorare la sopravvivenza o la qualità della vita?

I dati a nostra disposizione sono relativi all'uso di:
- ciclofosfamide: per os 1,5-2 mg/kg/die oppure in boli mensili a dosi di 500 mg-1g/m²
- azatioprina: per os 3 mg/kg die

Non è dimostrato un chiaro vantaggio rispetto allo steroide ad alte dosi nel migliorare la sintomatologia e i parametri funzionali nei pazienti con FPI, mentre si osserva una tendenza verso il miglioramento della sopravvivenza.

QUESITO DI BACKGROUND N. 5

Nei soggetti affetti da fibrosi polmonare idiopatica, esistono alternative terapeutiche all'uso di steroidi e/o immunosoppressori?

Tra i nuovi approcci terapeutici testati nelle FPI, il più promettente appare essere l'Interferone gamma 1b.

Al momento attuale, il suo uso va riservato a pazienti inseriti in protocolli sperimentali, possibilmente trial randomizzati, controllati, multicentrici.

8. Controllo dell'evoluzione

Gli ultimi quesiti che il caso propone concernono le modalità del controllo periodico dei soggetti con fibrosi polmonare idiopatica (**Quesito di background n. 6**) e i criteri predittivi della sopravvivenza (**Quesiti di background n. 7, 8**).

QUESITO DI BACKGROUND N. 6

Come deve essere controllato un soggetto portatore di fibrosi polmonare idiopatica?

Al momento attuale, lo strumento raccomandato per la valutazione periodica dei pazienti con forme criptogenetiche di FPI è di tipo clinico, radiologico e funzionale.

In particolare si considera stazionario, migliorato o peggiorato un quadro clinico sulla base di:

1. Sintomi:
  - tosse e dispnea

2. Diagnostica per immagini:
  - anomalie parenchimali
  - sviluppo di *honey combing*
  - segni radiologici di ipertensione polmonare

3. Test funzionali:
  - variazioni >10% di TLC o FVC
  - variazioni >15% DLCO
  - variazioni >4 mmHg della PaO_2 o >4% $SatO_2$ sotto sforzo

QUESITO DI BACKGROUND N. 7

Quale pattern istologico è in grado di predire una ridotta sopravvivenza nei soggetti con interstiziopatia polmonare criptogenetica?

La mortalità appare massima nei soggetti con UIP, i quali presentano una sopravvivenza a 2 anni di circa il 50% ed una sopravvivenza a 5 anni del 20-40%.

Nei pazienti con quadro istologico di NSIP in presenza di fibrosi le percentuali di sopravvivenza a 2 anni sono del 75-85%.

La sopravvivenza è invece massima nei pazienti con DIP o con NSIP a pattern esclusivamente cellulare: in tali pazienti si osservano solo sporadici casi di morte per malattia.

QUESITO DI BACKGROUND N. 8

Quali aspetti alla TC ad alta risoluzione del torace sono in grado di predire una ridotta sopravvivenza nei soggetti con fibrosi polmonare idiopatica? Quali si associano ad una minore probabilità di risposta alla terapia?

Pur non potendo considerarsi ancora dati conclusivi, le informazioni al momento disponibili suggeriscono che:
- la prevalenza di aree "a vetro smerigliato" su quelle reticolo-nodulari si associa ad una maggiore probabilità di risposta alla terapia cortisonica ad alte dosi e ad una maggiore sopravvivenza.

Tuttavia la concordanza inter-osservatori nella definizione dei quadri HRTC non supera nelle principali casistiche il 75%; la classificazione dei quadri TC nelle categorie "a prevalente aspetto *ground-glass*", "misto" e " a prevalente quadro reticolo-nodulare" presenta ancora delle difficoltà

Sintesi delle linee guida per la gestione terapeutica delle fibrosi polmonari

Un trattamento deve essere iniziato prontamente in tutti i pazienti che non abbiano fattori prognostici gravemente sfavorevoli.

Terapia d'attacco
Prednisone alla dose iniziale di 0,5 mg/kg die per quattro settimane, da ridurre poi a 0,25 mg/kg die per altre otto settimane; ridurre poi gradatamene fino alla dose di mantenimento di 0,25 mg/kg die
+
immunosoppressore: ciclofosfamide per os o in boli mensili
oppure
azatioprina per os

Mantenimento
In tutti i soggetti va effettuata la valutazione clinico-radiologico-funzionale alla diagnosi, dopo tre e sei mesi dall'inizio della terapia e poi ogni sei mesi.

Nei soggetti peggiorati dopo sei mesi di terapia, l'immunosoppressore va sospeso o cambiato e la dose di steroide va ridotta a < 10 mg/die, oppure va considerata una terapia sperimentale (INF gamma in primo luogo) se è attivo un protocollo di ricerca autorizzato, altrimenti il soggetto va valutato per un eventuale trapianto di polmone (rarissimi casi descritti, perché generalmente non eleggibili per età).

Nei pazienti stabili o migliorati, la terapia va mantenuta alle stesse dosi, almeno fino a quando la valutazione clinica, radiologica e funzionale si mantiene stabile o in miglioramento.

Dopo il diciottesimo mese non sono disponibili dati circa l'efficacia e la tollerabilità della terapia immunosoppressiva e pertanto il trattamento dovrà essere personalizzato in base alla tolleranza.

Seminari

1° Seminario

Gestione di una donna con malattia infiammatoria pelvica

Daniela Tirotta

Introduzione

La malattia infiammatoria pelvica (PID), presente nell'1-2% delle donne sessualmente attive, comprende un ampio spettro di disordini del tratto genitale superiore femminile, quali una combinazione di endometriti, salpingiti, ascessi tubo-ovarici, parametriti, peritonite pelvica e periepatite (*Fitz-Hugh-Curtis syndrome*).

Agenti eziologici implicati sono i germi a trasmissione sessuale *(N. Gonorrhoeae, C. Trachomatis),* talora microrganismi della flora vaginale (*Anaerobi, G. Vaginalis, H. Influenzae, Gram negativi enterici e S. Agalactiae*) e, meno frequentemente, *Cytomegalovirus, M. Hominis, U. Urealiticum.*

Negli individui extracomunitari va considerata anche l'eziologia tubercolare.

La **PID acuta** si presenta con:
- moderato\severo *dolore addominale* inferiore e bilaterale irradiato ed associato sovente a dolorabilità fino a contrattura vera e propria
- *irregolarità mestruali,* quali un prolungamento a stillicidio della mestruazione o una sua maggiore abbondanza
- *leucoxantorrea* spesso per presistente cervicovaginite, endocervicite o endometrite accentuate dall'annessite
- *minzione dolorosa e frequente* rara e più spesso riconducibile ad un'alterazione del peritoneo o a un'appendicite
- *difficile esecuzione dell'esplorazione vaginale,* motivo di viva dolorabilità
- *nausea e febbre* solo nei casi severi (<40%)
- *leucocitosi* modesta, solitamente associata ad ascesso pelvico con valori di 20-25000, mentre la VES è sempre elevata

La **PID cronica** si associa a:

- *algia lieve ed intermittente del tratto addominale inferiore* o spesso semplice bruciore irradiato, la cui intensità dipende non dalla lesione, quanto dal coinvolgimento del parametrio, del peritoneo e dalle aderenze
- *dispareunia* profonda
- *cicli irregolari,* con frequenti menorragie e dismenorrea;
- *leucoxantorrea e alterazioni annessiali:* l'annesso aumenta di volume per aderenze associate a idropiosalpinge
- *periodiche riacutizzazioni con progressivo aggravamento*
- *febbricola persistente* (37.3-37.5) associata a modesta alterazione di VES e leucociti
- *infertilità*

La *Fitz-Hugh-Curtis syndrome* si manifesta con dolore all'ipocondrio destro similpleuritico e con il corteo sintomatologico della colecistite e della polmonite.

Sono inoltre talora presenti cerviciti in < 30 % dei casi e masse annessiali solo nei casi complicati.

La terapia antibiotica deve essere ad ampio spettro e rivolta verso *Neisseria Gonorrhoeae, Chlamydia Trachomatis* ed *Anaerobi,* il suo obiettivo è la risoluzione dell'episodio acuto, nonché la prevenzione delle sequele (*gravidanza ectopica* nel 10%, *infertilità* nel 20%, *dolore pelvico cronico* nel 20%) e delle complicanze mortali, quali l'ARDS (sindrome da distress respiratorio dell'adulto).

Formulazione quesiti

1. Quali sono gli elementi identificativi del rischio di malattia infiammatoria pelvica?
2. Nell'ambito del percorso diagnostico della PID, qual è il valore predittivo da attribuire ai singoli elementi clinici ed alle specifiche indagini strumentali?
3. Quali sono gli adempimenti preliminari al trattamento antibiotico nelle donne affette da PID?
4. Il sospetto di PID giustifica una terapia empirica o la somministrazione antibiotica va differita sino agli esiti degli accertamenti microbiologici?
5. Quali sono i presidi terapeutici disponibili e nel loro ambito esistono schemi preferenziali?
6. Quali sono i criteri per la terapia parenterale, la terapia chirurgica e l'ospedalizzazione?
7. Qual è la più idonea gestione del partner sessuale?
8. Quale protocollo di *follow-up* è raccomandato?
9. Quali sono gli schemi di prevenzione attualmente consigliati?

Risultati

QUESITO N. 1 - QUALI SONO GLI ELEMENTI IDENTIFICATIVI DEL RISCHIO DI MALATTIA INFIAMMATORIA PELVICA?

Tutte le donne sessualmente attive sono esposte alla PID, ma i maggiori fattori di rischio sono *l'età < 25 anni, precedenti PID* (elemento associato a danni tubali permanenti), *recente infezione documentata del tratto genitale superiore, età precoce del primo rapporto ed elevato numero di partner sessuali.* Le donne sono maggiormente esposte nel corso dell'ovulazione e della mestruazione, vi è infatti frequente coincidenza tra manifestazione acuta ed inizio ciclo. Fattori protettivi sono l'età avanzata e la monogamia. Il 15% dei casi si sviluppa al seguito di interventi strumentali che permettono una colonizzazione del tratto genitale superiore (biopsia endometriale, dilatazione e *curettage*, inserimento di dispositivo intrauterino, isteroscopia ed isterosalpingografia).

Evidenze
Indicazioni tratte dal consenso di esperti:
- Association for Genitourinary Medicine (AGUM), Medical Society for the Study of Venereal Disease (MSSVD) (1999-revised 2002) *2002 Guidelines for the Management of Pelvic Infection and Perihepatitis*, disponibile on-line sul sito www.guideline.gov
- National Institute of Allergy and Infection Disease (1998) *Pelvic Inflammatory Disease*, disponibile on-line sul sito www.niaid.nih.gov
- Pescetto, Pecorari, De Cecco (2000) Manuale di ginecologia e ostetricia. Pacini Editore Medicina, pp 382-392

QUESITO N. 2 - NELL'AMBITO DEL PERCORSO DIAGNOSTICO DELLA PID, QUAL È IL
                VALORE PREDITTIVO DA ATTRIBUIRE AI SINGOLI ELEMENTI CLINICI ED
                ALLE SPECIFICHE INDAGINI STRUMENTALI?

Il quadro clinico aspecifico e sfumato, soprattutto per infezioni da
Chlamydia, impone una diagnosi differenziale con diverse cause di dolore
addominale in giovani donne.

Tabella 1. Diagnosi differenziale

Diagnosi differenziale di PID acuta	Diagnosi differenziale di PID cronica
Gravidanza extrauterina: lesione non bilaterale, tumefazione tubarica spesso pulsante, dosaggio HCG *Endometriosi pelvica:* crisi perimestruali ed ovulatorie con piccoli rialzi termici, dolore all'esplorazione vaginale sui fornici ed alla mobilizzazione dell'utero. Diagnosi differenziale US (formazioni cistiche) e soprattutto laparoscopica *Torsione di cisti ovarica:* tumefazione rotondeggiante e non allungata associata ad assenza di dolorabilità sul fornice controlaterale *Appendicite acuta:* dolore prevalente a destra, Mc Burney positivo, frequenti precedenti disturbi intestinali ed attuale nausea, vomito e meteorismo, maggiore leucocitosi, fornice destro dolorabile all'esplorazione vaginale *Pelviperitonite e peritonite generalizzata:* imponente sintomatologia generale con contrattura dell'addome	Tumori ovarici Endometriosi pelvica e parametrite cronica Fibromi uterini Fecalomi di sigma e retto Ileite terminale e TBC del cieco Dolore funzionale Colite e diverticolite Appendicite cronica Cisti mesenterica Tumori intestinali

1. *Sintomatologia:* la PID può essere sintomatica o asintomatica. Anche se
   presenti, segni e sintomi clinici hanno bassa sensibilità e specificità, poiché il valore predittivo positivo della diagnosi clinica è del 65-90%, com-
   parato alla laparoscopia. Il valore predittivo positivo è tuttavia influenzato dalle caratteristiche epidemiologiche e dal *clinical setting* (superiore
   in giovani donne sessualmente attive, soprattutto adolescenti, e soggetti a rischio di infezioni sessualmente trasmesse). L'associazione di due
   elementi clinici abbassa la sensibilità, ma incrementa la specificità.
2. *Obiettività:* dolorabilità ai quadranti addominali inferiori, alla mobilizzazione
   del corpo/collo uterino e alla pressione dei fornici vaginali laterali.
3. *Evidenza di una sindrome biologica da flogosi:* un'elevazione della VES e della PCR supporta la diagnosi di PID soprattutto nelle pazienti febbrili.
4. *Test per Chlamydia e Gonococco* (secreto vaginale con pH ed esame colturale per Gram, secreto cervicale con coltura per *N. Gonorrhoeae* e *C.
   Trachomatis* o PCR cervicale per *C. Trachomatis*) di opportuna esecuzione, considerando tuttavia che una positività supporta la diagnosi di
   PID, mentre la negatività non consente di escluderla.

Maggiormente specifiche ed utilizzate solo in casi particolari sono:

5. *Laparoscopia:* è un forte elemento di supporto diagnostico per la PID, ma non è raccomandata di routine sulla base dei costi e delle potenziali difficoltà identificative di lievi infiammazioni intratubali e delle endometriti. È importante nell'esclusione di emergenze chirurgiche, quali le appendiciti.

6. *Biopsia endometriale* (con evidenza di endometrite) ed *ecografia transvaginale o risonanza magnetica* (con raccolte liquide tubariche presenti con o senza liquido libero in sede pelvica e complessi tubo-ovarici): possono essere di aiuto per una difficoltà diagnostica, ma le attuali evidenze non giustificano un uso routinario. La negatività dell'US, inoltre, non esclude la diagnosi.

La diagnosi di PID risulta improbabile qualora non siano presenti né alterazioni laboratoristiche né macroscopiche del secreto cervicale, rendendo necessaria la considerazione di cause alternative, la negatività degli esami batteriologici tuttavia non esclude tuttavia la diagnosi.

Tabella 2. Criteri per il trattamento di una PID

Center for Disease Control and Prevention Criteria for Empirical Treatment of PID

CRITERI MINIMI
- dolorabilità annessiale\uterina
- dolorabilità alla mobilizzazione della cervice

CRITERI ADDIZIONALI
- temperatura orale > 38.3 °C
- elevazione della VES e della PCR
- secrezioni anomale cervicali o vaginali mucopurulente
- presenza di leucociti sulle secrezioni vaginali
- documentazione laboratoristica di infezione cervicale da *N. Gonorrhoeae* o *C. Trachomatis*

CRITERI SPECIFICI
- evidenza laparoscopica di PID
- conferma istopatologica di endometrite alla biopsia endometriale
- immagini all'US transvaginale o alla RMN suggestive di PID

Evidenze

Indicazioni tratte dal consenso di esperti:

- Association for Genitourinary Medicine (AGUM), Medical Society for the Study of Venereal Disease (MSSVD) (1999-revised 2002) *2002 Guidelines for the Management of Pelvic Infection and Perihepatitis*, disponibile on-line sul sito www.guideline.gov
- Kimberly A, Workowski MD, Levine WC (2002) *Sexually Transmitted Diseases Treatment Guidelines*, disponibile on-line sul sito www.coc.gov
- Rakel, Bope (2004) Conn's Curent Therapy, pp 1123-1125
- Laboratory Center for Disease Control Expert Working Group of Canadian Guidelines for Sexually Transmitted Disease, *Highlights of the Canadian STS Guidelines* (1998) Pelvic Inflammatory Disease, disponibile on-line sul sito www.phac-aspc.gc.ca
- Gilles R, Monig MD Ob\Gyn Bulletin (2001) *Pelvic Inflammatory Disease Redefined Infect Med* 18(4):190-193
- National Institute of Allergy and Infection Disease (2005) *Pelvic Inflammatory Disease*, disponibile on-line sul sito www.niaid.nih.gov

QUESITO N. 3 - QUALI SONO GLI ADEMPIMANTI PRELIMINARI AL TRATTAMENTO
ANTIBIOTICO NELLE DONNE AFFETTE DA PID?

- è necessaria una *dettagliata esposizione* della patologia con modalità anche scritta, facendo particolare riferimento ai fattori di rischio e di prevenzione, al trattamento ed alle implicazioni per la salute a lungo termine per le pazienti e il partner
- per escludere una possibile gravidanza in atto è consigliato un *test di gravidanza* sierico ed urinario
- è opportuna la prescrizione di un'*idonea terapia analgesica*
- il *riposo* è consigliato per una malattia severa
- vanno evitati *rapporti non protetti,* finché pazienti e partner non terminino trattamento e follow-up.

Evidenze
Indicazioni tratte dal consenso di esperti o di livello di evidenza C:
- Association for Genitourinary Medicine (AGUM), Medical Society for the Study of Venereal Disease (MSSVD) (1999-revised 2002) 2002 Guidelines for the Management of Pelvic Infection and Perihepatitis, disponibile on-line sul sito www.guideline.gov

QUESITO N 4 - IL SOSPETTO DI PID GIUSTIFICA UNA TERAPIA EMPIRICA O LA
SOMMINISTRAZIONE ANTIBIOTICA VA DIFFERITA FINO ALL'ARRIVO
DEGLI ACCERTAMENTI MICROBIOLOGICI?

Non ci sono *review* sistematiche o *trial* controllati randomizzati che comparino un trattamento empirico con uno guidato dal risultato dell'antibiogramma, né sono segnalati reali svantaggi del primo regime. L'impossibilità di escludere la PID sulla base della negatività degli accertamenti microbiologici del tratto genitale inferiore e l'assenza di criteri diagnostici sicuri giustificano un trattamento empirico basato su una bassa soglia di sospetto.

Evidenze
- Ross J (2001) Pelvic Inflammatory Disease. Extracts from *Clinical Evidence.* BMJ 322:658-659

QUESITO N. 5 - QUALI SONO I PRESIDI TERAPEUTICI DISPONIBILI E NEL LORO
AMBITO ESISTONO SCHEMI PREFERENZIALI?

Nella successiva tabella sono riassunti i principali schemi farmacologici
raccomandati *(livello di evidenza B)*.

Tabella 3. Schemi farmacologici

Schema orale
- *Cefixime 800 mg per os* in singola somministrazione[1] associato a *Doxyciclina 100 mg/die* per 14 giorni
- *Ofloxacina 400 mg 2 volte/die* per 14 die o *Levofloxacina 500 mg per os 1 volta/die* con o senza *Metronidazolo* (Flagyl 1 cp 250 mg) *500 mg per os 2 volte/die* per 14 giorni

Schemi parenterali
- *Cefoxitina ev 2 g 3 volte/die*[2] o *Cefotetan 2 g ev 2 volte/die associata a Doxyciclina 100 mg due volte/die*[3], orale qualora sia tollerata, per almeno 48 ore, seguita da *Doxyciclina 100 mg due volte/die associata a Metronidazolo 400 mg 2 volte/die*[4] per un totale di *14 giorni (B)* oppure
- *Clindamicina ev 900 mg 3 volte/die*[2] (Dalacin C 1 fl 600 mg) *associata a Gentamicina ev o im 2 mg/kg*, seguita da dose di mantenimento di *1.5 mg/kg 3 volte/die* (può essere sostituita da una singola dose giornaliera), seguita da *Clindamicina orale 450 mg 4 volte/die* per un totale di 14 giorni oppure da
- *Doxyciclina orale 100 mg 2 volte/die associata a Metronidazolo 400 mg 2 volte/die* per un totale di *14 giorni* (B)
- *Ceftriaxone 250 mg im*, seguito da *Doxyciclina 100 mg 2 volte/die* più o meno *Metronidazolo 400 mg 2 volte/die* per 14 giorni (B)

Schemi alternativi
- *Levofloxacina 500 mg 1 volta/die* associata o meno a *Metronidazolo ev 500 mg 3 volte/die* (B)
- *Ampicillina/Sulbactam 3 g ev 3 volte al dì*[2] più *Doxyciclina 100 mg per os o ev 2 volte/die*
- *Ciprofloxacina ev 200 mg 2 volte/die* più *Doxycyclina 100 mg orale o ev 2 volte/die* associati a *Metronidazolo 500 mg 3 volte/die* (B)

NOTE TABELLA:
[1]Cefixime 400 mg per os nelle linee guida non Canadesi.
[2]Secondo il Conn's Current Therapy e il Sexually Transmitted Disease Guidelines 2002 ogni 6 ore per Cefoxitin ed Ampicillina\Sulbactam, confermate le 8 ore per Clindamicina nel Sexually Transmitted Disease Guidelines 2002.
[3]La Doxyciclina parenterale (Vibramycin) non risulta in commercio in Italia, può comunque essere somministrata per os, data la sua dolorosa infusione
[4]L'associazione della Doxyciclina al Metronidazolo o alla Clindamicina è fortemente consigliata in caso di ascessi tubo-ovarici per una maggiore copertura verso gli anaerobi.

Non ci sono evidenze relative né alle sequele a lungo termine, né agli effetti avversi del trattamento, né alla scelta del tipo di terapia sulla base della severità della PID, né, infine, alla rilevanza dell'approccio terapeutico sui contatti sessuali. Inoltre il rischio di occlusione tubarica e di conseguente infertilità è proporzionale alla severità della PID antecedente al trattamento ed il miglioramento clinico può non corrispondere ad una preservata fertilità.

Un'unica *review* sistematica[1] ha dimostrato che i vari regimi terapeutici parenterali convertiti in orali sono efficaci nella risoluzione della PID acuta relativamente alla sintomatologia ed alla microbiologia nel 90-100% dei casi. Non si rilevavano differenze tra schemi alternativi e tra l'approccio orale e parenterale e non erano specificati gli effetti collaterali, ma la necessità di sospendere il trattamento era infrequente.

La durata del trattamento, non comparata, era comunemente di 14 giorni.

Evidenze

Indicazioni tratte dal consenso di esperti e da un'unica review sistematica (*livello di evidenza A)*:

- Association for Genitourinary Medicine (AGUM), Medical Society for the Study of Venereal Disease (MSSVD) (1999-revised 2002) *2002 Guidelines for the Management of Pelvic Infection and Perihepatitis*, disponibile on-line sul sito www.guideline.gov
- Kimberly A, Workowski MD, Levine WC (2002) *Sexually Transmitted Diseases Treatment Guidelines*, disponibile on-line sul sito www.coc.gov
- Rakel, Bope (2004) Conn's Curent Therapy, pp 1123-1125
- Laboratory Center for Disease Control Expert Working Group on Canadian Guidelines for Sexually Transmitted Diseases: *Highlights of the Canadian STS Guidelines*. Pelvic Inflammatory Disease. 1998, disponibile on-line sul sito www.phac-aspc.gc.ca

---

QUESITO N. 6 - QUALI SONO I CRITERI PER LA TERAPIA PARENTERALE, LA TERAPIA CHIRURGICA E L'OSPEDALIZZAZIONE?

Il trattamento empirico deve essere iniziato *per la sola positività dei criteri minimi,* anche prima dell'accertamento eziologico laboratoristico ed è rivolto verso *C. Trachomatis, N. Gonorrhoeae, Anaerobi, Gram negativi e Streptococchi.*

I pazienti con maggiore *compliance* richiedono solo terapia orale.

La *terapia endovena* deve essere continuata per un tempo arbitrario di *24 ore dopo il miglioramento clinico* (in diversi *trial* ci si è avvalsi di un *range* temporale di 48 ore) e quindi convertita in orale. Nel caso di ascesso tubo-ovarico diversi clinici raccomandano un'osservazione diretta della persona assistita per almeno 24 ore, dopo le quali risulta appropriata anche un'antibiotico-terapia domiciliare (livello di evidenza C).

I criteri di *ospedalizzazione e terapia parenterale* sono desunti da dati osservazionali e da deduzioni su basi fisiopatologiche.

---

[1] Welken CK, Kahn JG (1993) Pelvic inflammatory disease: meta analysis of antimicrobial regimen efficacy. J Infect Dis 168:969-978. La review riporta 26 studi condotti con 16 regimi antibiotici diversi su 1925 pazienti con diagnosi clinica, microbiologica o laparoscopica di PID e comprendente sia trial clinici controllati randomizzati, sia studi caso controllo.

Tabella 4. Criteri per l'ospedalizzazione e per la terapia parenterale

Criteri per l'ospedalizzazione e per la terapia parenterale CDC
- Segni e sintomi severi
- Nausea, vomito, febbre alta
- Bassa *compliance* e impossibilità ad intraprendere terapia domiciliare
- Fallimento o impossibilità di terapia orale
- *Follow-up* incerto
- Ascessi tubo-ovarici
- Impossibilità di escludere un'emergenza chirurgica
- Gravidanza (maggiore morbilità materna, mortalità fetale e gravidanza pre-termine)
- Immunosoppressione ed infezione HIV

L'ospedalizzazione va inoltre valutata nel caso di soggetti giovani (per scarsa *compliance*).

I casi più severi richiedono *l'approccio chirurgico, laparoscopico* per chiarire la diagnosi, *laparotomico* per il trattamento della rottura di ascessi tubo-ovarici. La *colpotomia posteriore* può essere di scelta nei casi in cui sia desiderabile un drenaggio vaginale di un ascesso pelvico[2]. Le pazienti possono richiedere, previo fallimento dell'approccio farmacologico, una *salpingooforectomia uni o bilaterale con isterectomia.*

Tabella 5. Opzioni chirurgiche per il trattamento della PID

- Laparoscopia
- Laparotomia
- Colpotomia posteriore
- Salpingo-ooforectomia
- Isterectomia totale addominale con salpingo-ooforectomia bilaterale

Evidenze
Indicazioni tratte dal consenso di esperti o di livello di evidenza C:
- Association for Genitourinary Medicine (AGUM), Medical Society for the Study of Venereal Disease (MSSVD) (1999-revised 2002) *2002 Guidelines for the Management of Pelvic Infection and Perihepatitis,* disponibile on-line sul sito www.guideline.gov
- Kimberly A, Workowski MD, Levine WC (2002) *Sexually Transmitted Diseases Treatment Guidelines,* disponibile on-line sul sito www.coc.gov

---

[2] Ascesso confinato sulla linea mediana, o cistico, tale da ottenere un drenaggio soddisfacente, o adiacente al *cul de sac* in modo tale da poter essere disseccato senza espandersi transperitoneo.

QUESITO N.7 - QUAL È LA PIÙ IDONEA GESTIONE DEL PARTNER SESSUALE?

È necessario trattare il partner per evitare la reinfezione della donna e l'insorgenza di uretriti da *Chlamydia* e *Gonococco* nell'uomo, spesso asintomatiche.

- Il partner va contattato e sottoposto agli *screening* per *Gonorrea e Chlamydia*. È raccomandato rintracciare le persone con cui si sono avuti contatti all'interno di un periodo di *6 mesi* dall'esordio dei sintomi[3], ma questo *range* temporale è arbitrario
- se è impossibile lo *screening* del partner per *Gonorrea e Chlamydia*, deve essere intrapresa una *terapia empirica* per questi agenti
- il partner deve *evitare rapporti* finchè non abbia completato il trattamento assieme con la persona osservata
- una Gonorrea diagnosticata nel partner deve essere trattata appropriatamente
- il *trattamento empirico* per *Chlamydia* è raccomandato per tutti i contatti sessuali a causa della variabile sensibilità delle attuali metodiche diagnostiche

Evidenze
Indicazioni tratte dal consenso di esperti o di livello di evidenza C:
- Association for Genitourinary Medicine (AGUM), Medical Society for the Study of Venereal Disease (MSSVD) (1999-revised 2002) *2002 Guidelines for the Management of Pelvic Infection and Perihepatitis*, disponibile on-line sul sito www.guideline.gov

---

QUESITO N. 8 - QUALE PROTOCOLLO DI *FOLLOW-UP* È RACCOMANDATO?

È raccomandato osservare il paziente:
- dopo *72 ore*, particolarmente nelle forme con presentazione clinica severa o moderata, quando deve essere dimostrato un sostanziale miglioramento di segni e sintomi (defervescenza, riduzione della dolorabilità addominale diretta o riferita, riduzione della dolorabilità alla mobilizzazione di utero, annessi e cervice). Nei soggetti che non mostrino risposta clinica, deve essere intrapresa la terapia parenterale e\o l'intervento chirurgico associati ad ulteriori accertamenti diagnostici
- a *4 settimane* per assicurarsi dell'adeguata risposta clinica, della *compliance* agli antibiotici orali, dello *screening* e del trattamento dei contatti sessuali

---

[3] Le linee guida canadesi e le Sexually Transmitted Disease Guidelines 2002 fanno riferimento, invece, ad un range temporale di 2 mesi.

È opportuno ripetere:
- il *test per Gonorrea* nei controlli inizialmente positivi
- il *test per Chlamydia* nei controlli inizialmente positivi o, per altre linee guida, solo in coloro con sintomi persistenti, ridotta *compliance* alla terapia antibiotica e/o contatti sessuali che indichino la possibilità di infezioni ricorrenti o persistenti

Evidenze

Indicazioni tratte dal consenso di esperti:
- Association for Genitourinary Medicine (AGUM), Medical Society for the Study of Venereal Disease (MSSVD) (1999-revised 2002) 2002 Guidelines for the Management of Pelvic Infection and Perihepatitis, disponibile on-line sul sito www.guideline.gov

---

QUESITO N. 9 - QUALI SONO GLI SCHEMI DI PREVENZIONE ATTUALMENTE CONSIGLIATI?

Sono consigliati:
- Ricerca con reazione a catena della polimerasi *(PCR) del DNA della Chlamydia nel campione cervicale o urinario* (riduzione delle PID nel 60%) e rapporti protetti in ogni donna ad alto rischio
- *profilassi con eritromicina/tetraciclina* per *Chlamydia e Penicillina per Gonococco* in donna (e partner) con positività nell'endocervice, sebbene asintomatica
- *accertamento, prima di inserire un dispositivo intrauterino, di eventuali infezioni asintomatiche,* esclusione di tale metodo contraccettivo in donne con pregresse salpingiti, infezioni post-partum, aborti settici, infine successiva attenta sorveglianza clinica

Evidenze

Indicazioni tratte dal consenso di esperti:
- Association for Genitourinary Medicine (AGUM), Medical Society for the Study of Venereal Disease (MSSVD) (1999-revised 2002) 2002 *Guidelines for the Management of Pelvic Infection and Perihepatitis,* disponibile on-line sul sito www.guideline.gov

---

Nota metodologica

Per ogni indicazione è stata riportata:
- la citazione bibliografica di riferimento
- la forza della evidenza posseduta dalla raccomandazione utilizzando il seguente schema:
Livello di evidenza A: indicazione derivante da una revisione sistematica o da almeno un trial clinico controllato randomizzato
Livello di evidenza B: indicazione derivante da studi di coorte
Livello di evidenza C: indicazione derivante da studi tipo case report o serie di casi
Indicazione basata sul consenso: indicazione derivante dal consenso di esperti

2° Seminario

Aftosi orale

ALESSANDRA PIERFEDERICI

Introduzione

Viene definita afta un'ulcera mucosa caratterizzata da lesione dell'epitelio e della lamina propria; solitamente l'afta presenta forma di cratere, alone infiammatorio ed edema dei tessuti circostanti e guarisce spontaneamente nel giro di una settimana-un mese. Dal punto di vista istologico la lesione è costituita da un infiltrato di mononucleati e tappeto di fibrina (membrana fibrino-purulenta). Non tutte le ulcere mucose sono delle afte.

Formulazione quesiti

1. Quali sono le cause di ulcere orali?
2. Qual è il corretto approccio clinico nei confronti dei soggetti con aftosi orale?
3. In quali in soggetti con aftosi orale è indicato eseguire approfondimenti diagnostici?
4. Qual è la terapia sintomatica dell'afta orale singola?
5. Qual è il corretto approccio diagnostico nei confronti della stomatite aftosa ricorrente?
6. Qual è il corretto approccio terapeutico nei confronti della stomatite aftosa ricorrente?

Risultati

QUESITO N. 1- QUALI SONO LE CAUSE DI ULCERE ORALI?

Tabella 1. Principali cause di ulcere orali

Cause locali	Farmaci	Malattie sistemiche
• Traumi (es. denti scheggiati, cibo, protesi, apparecchi dentari) • Ustioni (stimoli termici, chimici, fisici) • Stomatite aftosa ricorrente • Neoplasie maligne (90% carcinoma squamocellulare, sarcoma di Kaposi, linfomi, tumori delle ghiandole salivari) • Metastasi (mammella, polmone, prostata)	• FANS • Citotossici • Aspirina • Sulfonamidi • Barbiturici • Alendronato • Altro (alcuni antiipertensivi, antidiabetici, sali d'oro, antimalarici)	• Malattie infettive (es. stomatite erpetica primaria ed infezioni erpetiche secondarie, malattia mani-piedi-bocca, mononucleosi, erpangina, infezione da HIV, HZV, CMV, gengivite acuta necrotizzante, tubercolosi, sifilide, blastomicosi, istoplasmosi, criptococcosi, leishmaniosi) • Malattie mucocutanee (es. lichen planus, pemfigoide volgare e varianti, pemfigo, eritema multiforme, dermatite erpetiforme, epidermolisi bollosa) • Malattie ematologiche (es. leucemia, mielodisplasie, neutropenia, gammopatie) • Malattie gastro-intestinali (es. celiachia, morbo di Crohn, colite ulcerosa) • Malattie reumatiche (es. Lupus eritematoso sistemico, sindrome di Sweet, sindrome di Reiter) • Vascoliti (es. malattia di Behçet, poliarterite nodosa, arterite di Horton, granulomatosi di Wegener) • Malattie endocrine (es. diabete mellito, glucagonoma) • Altro (deficit vitaminici, sindrome ipereosinofila, sarcoidosi)

Diagnosi differenziale delle ulcere orali

Delle ulcere orali occorre valutare
- numero (singole o multiple)
- durata (acute o croniche a seconda se presenti da più o meno di tre settimane)
- forma (simmetrica o irregolare)
- infiltrazione della base e dei margini (la presenza di margini rilevati impone la diagnosi differenziale con il carcinoma squamocellulare)
- fissità alla palpazione

Tabella 2. Altre cause di ulcere orali

	Immunologiche	Infettive	Altro
Solitarie, croniche	Afte maggiori, HIV	*Mycobacterium tubercolosis, miceti, Treponema Pallidum*	Neoplasie, traumi
Solitarie, acute	SAR[1]	HSV[2]	Trauma
Multiple, acute, primarie	SAR, eritema multiforme	HSV primario, virus cocksackie	Trauma
Multiple, acute, ricorrenti	SAR, eritema multiforme	HSV secondario	Anemia, celiachia
Multiple, croniche	Pemfigo, pemfigoide, lichen planus		

[1]SAR, stomatite aftosa ricorrente; [2]HSV, human herpes virus tipo 1 o 2

QUESITO N. 2 - QUAL È IL CORRETTO APPROCCIO CLINICO NEI CONFRONTI DEI PAZIENTI CON AFTOSI ORALE?

Sono quattro le domande fondamentali da porre al paziente con afte orali:
1. È il primo episodio?
2. Quante sono le lesioni? (una singola lesione presente da più di tre settimane in assenza di segni di miglioramento deve porre il sospetto di una neoplasia maligna)
3. Le lesioni sono persistenti? (tipicamente ulcere persistenti sono causate da neoplasie, traumi cronici, malattie mucocutanee croniche, infezioni croniche)
4. Le ulcere sono presenti anche in sedi diverse dalla bocca?

Nei casi di forme croniche occorre effettuare una biopsia della lesione:
- la presenza di necrosi o emorragia dei tessuti sottostanti deve far sospettare una vascolite, una leucemia o un'anemia aplastica
- uno stravaso di emazie deve far sospettare una granulomatosi di Wegener, un angiosarcoma o un sarcoma di Kaposi
- un infiltrato infiammatorio con cellule displastiche deve far sospettare una leucemia o un maltoma
- una prevalenza di plasmacellule deve far sospettare un plasmacitoma

Evidenze

È disponibile una linea guida (indicazioni basate sul consenso):

- *Management of aphthous ulcers*, disponibile online sul sito della *American Family Physician* all'indirizzo: www.aafp.org

ed una revisione sistematica

- *Mouth Ulcers and Other Causes of Orofacial Soreness and Pain*, disponibile online sul sito della *PRODIGY* all'indirizzo: www.prodigy.nhs.uk

---

QUESITO N. 3 - IN QUALI SOGGETTI CON AFTOSI ORALE È INDICATO ESEGUIRE APPROFONDIMENTI DIAGNOSTICI?

Tranne i casi in cui è chiaramente evidente una causa locale responsabile dell'afta, è necessario un esame obiettivo sistemico (particolarmente rivolto alla ricerca di lesioni mucocutanee e linfoadenomegalie).

Le seguenti caratteristiche suggeriscono la presenza di una causa sistemica alla base delle ulcere orali:

- lesioni cutanee, oculari, anogenitali, porpora, febbre, linfoadenomegalie, epatomegalia, splenomegalia, tosse cronica, segni/sintomi gastrointestinali, dimagramento, astenia
- esordio delle lesioni in età avanzata, afte severe e/o non responsive ad applicazioni topiche di steroide
- presenza contemporanea di candidosi, lesioni erpetiche, glossite, petecchie, sanguinamento e/o gonfiore gengivale, gengivite o periodontite necrotizzante, leucoplachia, sarcoma di Kaposi

In tali condizioni è indicato eseguire:

- esami ematochimici: assetto marziale, velocità di eritrosedimentazione (VES) e proteina C reattiva (PCR) e, nel sospetto di disordini immunologici, ac anti-HIV, ac anti-nucleo, ac anti-gliadina e anti- endomisio
- tampone diretto per ricerca di HSV DNA
- radiografia del torace (nel sospetto di tubercolosi, sarcoidosi, neoplasie)
- biopsia (indicata soprattutto in caso di ulcera singola presente da più di tre settimane e in caso di ulcera fissa e dura)

Evidenze

È disponibile una linea guida (indicazioni basate sul consenso):

- *Management of aphthous ulcers*, disponibile online sul sito della *American Family Physician* all'indirizzo: www.aafp.org

ed una revisione sistematica

- *Mouth Ulcers and Other Causes of Orofacial Soreness and Pain*, disponibile online sul sito della *PRODIGY* all'indirizzo: www.prodigy.nhs.uk

QUESITO N. 4- QUAL È LA TERAPIA SINTOMATICA DELL'AFTA ORALE SINGOLA?

1. Provvedimenti di primo livello:
   - sciacquo orale con clorexidina 0.2%
   - adeguata igiene orale
   - sciacquo orale o spray con benzidamina

2. Provvedimenti di secondo livello:
   - le vitamine C e B, utilizzate per brevi periodi e in fase precocissima possono velocizzare la guarigione delle afte (opinione basata sul consenso)
   - le echinacee, probabilmente per la loro azione immunomodulante, accelerano la guarigione delle afte mentre il succo di sedano, carota e cantaloupe (varietà di melone) svolge azione adiuvante (per nessuna di queste sostanze esistono trial randomizzati controllati)

3. Nei casi di lesione non responsiva ai trattamenti sopra indicati è indicato utilizzare steroide topico (triamcinolone 0.1% 2-4 volte/die fino a guarigione, desametazone 0.5 mg 2 sciacqui/die)

4. Nei casi sostenuti da patologie autoimmuni sono indicati gli immunosoppressori per uso topico (es. tacrolimus) che si sono dimostrati più efficaci se usati in associazione allo steroide. *Case reports* dimostrano l'efficacia di colchicina, talidomide, pentossifillina, dapsone, azatioprina e ciclosporina

Evidenze
È disponibile una linea guida (indicazioni basate sul consenso):
- *Management of aphthous ulcers,* disponibile online sul sito della *American Family Physician* all'indirizzo: www.aafp.org

ed un trial randomizzato controllato
- *Thalidomide for the Treatment of Oral Aphthous Ulcers in Patients with Human Immunodeficiency Virus Infection,* disponibile online sul sito della *American Family Physician* all'indirizzo: www.aafp.org

Stomatite aftosa ricorrente

La stomatite aftosa ricorrente (SAR) è una condizione clinica caratterizzata da ulcere orali rotonde, superficiali e molto dolorose; non sono presenti sintomi/segni di compromissione sistemica.

Colpisce il 20% della popolazione, solitamente insorge durante l'infanzia o l'adolescenza e tende alla remissione spontanea in alcuni anni; può esserci familiarità.

L'eziologia rimane ancora incerta (sembra esserci comunque una predisposizione genetica). Sono stati identificati alcuni fattori predisponenti e precipitanti tra cui: fattori immunologici, traumi e fattori locali, deficit alimentari (vitamina B12, folati, ferro, zinco), fattori psicologici (es. ansia), fattori endocrini (ormoni sessuali), cessazione del fumo.

La SAR si classifica in minore, maggiore ed erpetiforme. Le afte minori sono solitamente < 5 mm, guariscono spontaneamente in 5-14 giorni senza lasciare cicatrici e ricorrono con intervalli variabili tra 1 e 4 mesi. Le afte maggiori (malattia di Sutton) sono più grandi (>1 cm) e più profonde, possono persistere per molte settimane e spesso guariscono lasciando cicatrici. Nuove lesioni possono comparire continuamente o possono ricorrere a distanza di poche settimane. Le afte erpetiformi (molto meno comuni, prediligono il sesso femminile e l'età adulta), appaiono come gruppi numerosi di ulcerazioni puntiformi, prevalentemente sulla lingua, che ingrandendosi si fondono a formare lesioni irregolari che guariscono in circa 1 mese (d.d. con stomatite erpetica primaria in cui però sono presenti febbre, gengivite e linfoadenomegalie).

La diagnosi di SAR si basa sulla clinica; alcuni esami di laboratorio (emocromo con formula, bilancio marziale, vitamina B12, folati, Ac. anti endomisio ed anti gliadina) sono utili per effettuare una corretta diagnosi differenziale (Tabella 3).

QUESITO N. 5 - QUAL È IL CORRETTO APPROCCIO DIAGNOSTICO NEI CONFRONTI DELLA SAR?

Tabella 3.

Eziopatogenesi	Clinica	Test diagnostico
HSV	Lesioni vescicolari	Ricerca diretta HSV DNA (tamponi)
CMV	Pazienti immunocompromessi	Ricerca Ac. anti CMV DNA
HZV	Lesioni cutanee caratteristiche	
Coxsackie	Lesioni a mani, piedi, natiche Tipico dei bambini	Diagnosi clinica
Treponema pallidum	Fattori di rischio, altre lesioni cutanee	VDRL, TPHA
Criptosporidium	Pazienti HIV positivi, cronicità	Biopsia (con esame colturale)
Histoplasma		
MALATTIE AUTOIMMUNI S. di Behçet	Ulcere genitali, uveiti, artriti. Afte orali spesso multiple, grandi, lente a guarire e frequentemente recidivanti	Diagnosi clinica
S. di Reiter	Uveite, congiuntivite ed artrite successive ad infezioni genitourinarie o intestinali	Ricerca infezioni, HLA B27
MALATTIE INFIAMMATORIE CRONICHE INTESTINALI	Diarrea, dolore addominale cronico o sanguinamento ricorrente	Endoscopia + biopsia
LES	Rash malare, artrite, sierosite e febbre	ANA, Ac. anti DNAn
Pemfigoide bolloso	Coinvolgimento cutaneo diffuso	Biopsia + immunofluorescenza
Pemfigoide volgare	Coinvolgimento cutaneo diffuso	Biopsia + immunofluorescenza
MALATTIE EMATOLOGICHE Neutropenia ciclica	Febbre periodica, neutropenia	Emocromo

Evidenze

Sono disponibili tre linee guida (indicazioni basate sul consenso):

- *Management of aphthous ulcers*, disponibile online sul sito della *American Family Physician* all'indirizzo: www.aafp.org

- *Recommendations for the Diagnosis and Management of Recurrent Aphthous Stomatitis*, disponibile online sul sito del *National Clearinghouse Guideline* all'indirizzo: www.guideline.gov

- *Aphthous ulcers*, disponibile online sul sito della *Prodigy* all'indirizzo: www.prodigy.nhs.uk

Quesito n. 6 - Qual è il corretto approccio terapeutico nei confronti della SAR?

I trattamenti sono empirici (antibiotici, antinfiammatori, sintomatici) a causa della mancanza di una eziologia definitiva.
L'utilizzo topico o sistemico di steroidi o tetracicline sembra essere comunque la terapia più utile.

Condizione	Caratteristiche cliniche	Trattamento
Aftosi minore	Afte <1 cm, singole o in piccoli cluster, presenti su mucosa mobile non cheratinizzata, simmetriche, superficiali con fondo giallo necrotico circondato da alone rosso. Guariscono spontaneamente in meno di due settimane senza lasciare cicatrici e ricorrono a intervalli variabili.	• *Riduzione dolore* →desametazone 0.5 mg uno sciacquo ogni 12 ore →triamcinolone 0.1% in Orabase* 2-4 volte/die fino a guarigione →lidocaina viscosa 2% secondo necessità • *Accelerazione guarigione* →amlexanox pasta** 5% 2-4 volte/die →tetraciclina 250 mg 1cp/die per 4-5 gg →tetraciclina sciroppo 5 ml x 4 sciacqui/die per 4-5 gg →vitamina C 500 mg 1 cp x 4/die →complesso vitaminico B 1 cp x 4/die • *Profilassi recidive* →non nota
Aftosi maggiore	Afte >1 cm, profonde, di forma irregolare, si localizzano più frequentemente su mucosa labiale, pilastri palatini e palato molle ma anche su dorso della lingua e su palato duro; possono persistere per molte settimane e spesso guariscono lasciando cicatrici. Nuove lesioni possono comparire continuamente o possono ricorrere a distanza di poche settimane.	• *Riduzione dolore* →desametazone 0.5 mg uno sciacquo ogni 12 ore →triamcinolone 0.1% in Orabase* 2-4 volte/die fino a guarigione →lidocaina viscosa 2% secondo necessità →prednisolone 40 mg per 5 gg scalando di 5 mg ogni 2 gg (forme severe e ricorrenti) • *Accelerazione guarigione* →amlexanox pasta 5%

continua

continua

Condizione	Caratteristiche cliniche	Trattamento
		(Aphthasol)** 2-4 volte/die →tetraciclina 250 mg 1cp/die per 4-5 gg →vitamina C 500 mg 1 cp x 4/die →complesso vitaminico B 1 cp x 4/die • *Profilassi recidive* →non nota
Stomatite erpetica	Afte ≤ 1 cm, ulcere presenti su mucosa cheratinizzata del palato duro, del bordo vermiglio delle labbra, del dorso linguale e della gengiva. Le infezioni ricorrenti sono limitate alle labbra mentre una localizzazione più ampia si ha in corso di gengivostomatite erpetica primaria, le cui caratteristiche principali sono l'edema e l'eritema delle gengive con vescicole piccole, localizzate su mucose fisse e cheratinizzate che si rompono velocemente lasciando ulcere.	• *Riduzione dolore* Aciclovir os Penciclovir topico →lidocaina viscosa 2% secondo necessità • *Accelerazione guarigione* →amlexanox pasta** 5% 2-4 volte/die →vitamina C 500 mg 1 cp x 4/die →complesso vitaminico B 1 cp x 4/die • *Profilassi recidive* (se ≥ 9 episodi/anno) → Acyclovir 400 mg x 3/die per 9-18 mesi

* *Orabase*, non ancora in commercio in Italia, è composto da gelatina, pectina e sodio carbossimetilcellulosa in *Plastibase* (*plasticised hydrocarbon gel*). Grazie alle sue proprietà adesive Orabase aderisce alle membrane mucose proteggendole da eventuali stimoli irritativi come un bendaggio.

** Composto inibente la sintesi di leucotrieni ed il rilascio di istamina da parte dei mastociti (antagonista di LT D4 ed inibitore della fosfodiesterasi). Amlexanox pasta 5% è il solo prodotto clinicamente approvato (FDA) per il trattamento delle ulcere aftose (l'efficacia è stata dimostrata in studi randomizzati) di cui accelera la guarigione ed allevia il dolore prodotto. Non ancora in commercio in Italia.

Evidenze

Sono disponibili due linee guida (indicazioni basate sul consenso):

- *Recommendations for the Diagnosis and Management of Recurrent Aphthous Stomatitis*, disponibile online sul sito del *National Clearinghouse Guideline* all'indirizzo: www.guideline.gov

- *Aphthous ulcers*, disponibile online sul sito della *Prodigy* all'indirizzo: www.prodigy.nhs.uk

Letture consigliate

- Beers M, Berkow R (eds) (2005) Disorders of the oral region. In: The Merck Manual of Diagnosis and Therapy, disponibile on-line sul sito www.merck.com/mrkshared/mmanual/home.jsp
- Scully C, Portes C (2003) Orofacial disease-update for the dental clinical team. Chap. 2 : Common uni-systemic causes of oral ulcers. Churchill Livingstone, Edimburgh

3° Seminario

Gestione di un paziente con insufficienza renale cronica

Loris Pietracci

Introduzione

L'insufficienza renale cronica (IRC) è una condizione patologica caratterizzata dalla riduzione graduale della funzione renale, sia in senso emuntorio che omeostatico, con una naturale tendenza alla progressione.

In base al tasso di filtrazione glomerulare (GFR) distinguiamo quattro stadi di danno renale cronico:

- Stadio 1: GFR normale (> 90 ml/min/1,73mq) associato ad altri segni di danno renale[1]
- Stadio 2: GFR compreso tra 89 e 60 ml/min/1,73mq associato ad altri segni di danno renale[1] → ∅ IRC di grado lieve
- Stadio 3: GFR compreso tra 59 e 30 ml/min/1,73mq (o creatininemia compresa tra 2 e 4) → IRC di grado moderato
- Stadio 4: GFR compreso tra 29 e 15 ml/min/1,73mq (o creatininemia > 4) → IRC di grado severo
- Stadio 5: GFR < 15 ml/min/1,73mq → ESRD (end stage renal disease)

N.B.:
[1] Microalbuminuria o proteinuria od ematuria persistenti, altre patologie renali (rene policistico, nefropatia da reflusso, ecc.), glomerulonefrite biopticamente documentata. *Pazienti con GFR compreso tra 89 e 60 ml/min/1,73mq in assenza di questi segni non dovrebbero essere considerati affetti da IRC.*
- *Il GFR si riduce fisiologicamente con l'età ad una velocità di circa 10ml/min per ogni decade a partire dalla terza (ex.: 20 anni → GFR=120 ml/min; 30 anni → GFR=110 ml/min; 70 anni → GFR=70 ml/min)*
- *Il GFR dovrebbe essere calcolato come la media ponderata tra la clearance della creatinina e la clearance dell'urea e corretto per la superficie corporea (BSA)(livello evidenza B) (GFR = GFR non corretto x 1,73/BSA dove BSA= 0.007184 x [h (cm)] $^{0.725}$ x [peso (Kg)] $^{0.425}$ equazione di Du Bois)*
- *La clearance della creatinina potrebbe essere calcolata indirettamente utilizzando la Formula di Cockcroft – Gault: Cl $_{creat.}$ = [(140-età) x peso corporeo (Kg)/ (creat. $_{plasm}$ x 72)] (x 0.85 nelle donne)*

Nelle fasi iniziali l'IRC si associa a scarsi sintomi clinici (generalmente *poliuria* e *nicturia*).

Allorquando il GFR si riduce a 15-20 ml/min possono comparire anoressia, nausea, astenia, malessere, calo ponderale. A valori di filtrato glomerulare inferiori (stato uremico con GFR<10 ml/min) il paziente si presenta pallido, emaciato, con importante impegno sistemico.

Tabella 1. Quadro clinico nel soggetto uremico

Apparato cardiovascolare	Apparato respiratorio	Sistema emopoietico
– ipertensione arteriosa	– iperpnea	– anemia
– pericardite	– edema polmonare	– alterata chemiotassi
– miocardiopatia dilatativa	– pleurite fibrinosa	leucocitaria
– ipertrofia ventricolare sn.		– immunodepressione
– arteriosclerosi accelerata		– alterazioni piastriniche
Apparato scheletrico	**Sistema nervoso periferico**	**Sistema nervoso centrale**
– osteite fibrosa	– neuropatia periferica	– encefalopatia uremica
– osteomalacia	sensitivo-motoria	– convulsioni
– osteosclerosi	– singhiozzo	– miocloni
	– sindrome delle gambe	
	senza riposo	
	– asterixis	
	– impotenza sessuale	
Apparato gastroenterico	**Alterazioni endocrine e del metabolismo**	**Miscellanea**
– alitosi	– ridotta tolleranza ai	– edema
– anoressia, nausea, vomito	carboidrati	– astenia
– gastrite	– iperlipemia tipo IV	– prurito
– enterocolite	– ipercatabolismo proteico	– calo ponderale
– pancreatite	– atrofia testicolare	– ipotermia
– ascite	(ipogonadismo)	– crampi muscolari
	– disfunzioni ovariche	
	(amenorrea)	

Tabella 2. Cause più comuni, in ordine di frequenza, dell'insufficienza renale cronica

Cause	Frequenza
- diabete mellito	30-40%
- ipertensione arteriosa	~25%
- glomerulonefriti	10-15%
- malattia cistica del rene	~3%
- idiopatica	~5%

N.B.: Una patologia nefrovascolare o ischemica renale è alla base di circa il 10-20% dei casi di end stage renal disease (ESRD) in pazienti >65 anni.

Formulazione quesiti

1. Quali sono i soggetti a rischio di IRC?
2. Quando consultare il nefrologo o inviare la persona assistita presso un servizio di nefrologia?
3. Quali sono i presidi medici efficaci per rallentare la progressione della IRC?
4. Come deve essere seguito nel tempo un soggetto con IRC?
5. Come stabilire il *timing* della dialisi?

Metodologia della ricerca

La ricerca dei documenti è stata condotta esplorando le principali fonti mediche di studi integrativi alla ricerca di linee guida o revisioni sistematiche pertinenti alla risoluzione dei quesiti sopra citati. Le linee guida reperite sono state sottoposte a valutazione metodologica utilizzando la griglia di valutazione AGREE (Appraisal of Guidelines Research & Evaluetion) prodotta dalla AGREE Collaboration e disponibile in linea sul sito www.agreecollaboration.org.

Le revisioni sistematiche sono state invece valutate dal punto di vista metodologico seguendo le indicazioni fornite in *User Guide to the Medical Literature* pubblicato su JAMA 1996; 272:1367-71.

Evidenze
Sono state reperite tre linee guida che soddisfano i requisiti metodologici sopra citati:
- *The CARI Guidelines – Caring for Australians with Renal Impairment*, disponibile in linea sul sito: http://www.kidney.org.au/cari/drafts/drafts.html
- *Guidelines for Identification, Management and Referral of Adults with Chronic Kidney Disease*, disponibile on-line sul sito: http://www.renal.org/JSCRenalDisease/UKCKDgdlinesFULLdraft.pdf
- *K/DOQI Clinical Practice Guidelines for Chronic Kidney Disease: Evaluation, Classification, and Stratification*, disponibile on-line sul sito: http://www.kidney.org/professionals/kdoqi/guidelines_ckd/toc.htm

Le principali raccomandazioni sono accompagnate dalla forza dell'evidenza posseduta, secondo lo schema seguente:
A. Evidenze derivanti da almeno una meta-analisi, revisione sistematica o trial randomizzato
B. Evidenze derivanti da studi descrittivi (studi caso-controllo o di coorte)
C. Evidenze derivanti da opinioni di esperti o *consensus*

Dove il livello di evidenza non viene menzionato i dati sono inerenti a quesiti di *background* estrapolati dalle stesse linee guida o da altre fonti mediche attendibili (vedi "altre fonti bibliografiche").

QUESITO N. 1 - QUALI SONO I SOGGETTI A RISCHIO DI IRC?

Pazienti con:
- Diabete Mellito, ipertensione arteriosa, vascolopatia, patologia prostatica, età avanzata.
- Anamnesi familiare positiva per diabete, ipertensione o patologie renali. *(livello di evidenza C)*

Per questa sottopopolazione è consigliabile effettuare uno *screening* (annuale) con dosaggio di azotemia, creatinina, elettroliti sierici e stick urinario per proteinuria.
Non ci sono invece evidenze per sostenere uno *screening* sulla popolazione generale con stick urinari, esami ematochimici o altro.

N.B.: Una diagnosi precoce di IR può rallentare la progressione verso ESRD e migliorare la sopravvivenza (livello di evidenza B)

QUESITO N. 2 - QUANDO CONSULTARE IL NEFROLOGO O INVIARE LA PERSONA ASSISTITA PRESSO UN SERVIZIO DI NEFROLOGIA?

Se GFR < 30ml/min/1,73mq *(livello di evidenza B)*

Se GFR > 30ml/min/1,73mq associato ad almeno una delle seguenti manifestazioni:
  1. Ipertensione
  2. Proteinuria > 1g/24h
  3. Importanti comorbidità

(N.B.: patologie ossee o altre complicanze dell'uremia possono comparire per GFR > 30ml/min) (livello di evidenza B)

Se riscontro di IR di recente insorgenza *(livello di evidenza B)*

Se progressivo incremento della creatinina sierica o creatininemia >1,7 mg/dl *(livello di evidenza B)*

Se creatininemia > 1,5 mg/dl nella donna o creatininemia > 2 mg/dl nell'uomo *(livello di evidenza C)*

N.B.: I pazienti che giungono precocemente presso un centro di nefrologia hanno una prognosi migliore in termini di morbilità, mortalità ed ospedalizzazione (livello di evidenza B)

QUESITO N. 3 - QUALI SONO I PRESIDI MEDICI EFFICACI PER RALLENTARE
LA PROGRESSIONE DELLA IRC?

1. Identificare e correggere ogni causa acuta di IR in paziente con IRC:
(livello di evidenza B)
- Deplezione del volume circolante
- Scompenso cardiaco congestizio
- Ostruzione delle vie urinarie
- Ipertensione arteriosa "maligna" (accelerata)
- Nefropatia ischemica
- Farmaci, mezzi di contrasto (vedi Appendice 1), etc...

2. Mantenere un adeguato controllo della P.A.:
(livello di evidenza A):
- P.A.< 130/85 in pazienti diabetici di età >50 anni o in pazienti con ipertensione o con proteinuria < 1-2 g/dl
- P.A.< 120/75 in pazienti diabetici di età <50 anni o in pazienti con proteinuria > 1-2 g/dl

N.B.: I farmaci di scelta sono rappresentati dagli ACE-inibitori, dai sartani o dai calcio-antagonisti non di-idropiridinici (verapamil o diltiazem).
I calcio-antagonisti di-idropiridinici sembrano essere meno efficaci nei pazienti diabetici nel ridurre la proteinuria.
Gli ACE-inibitori riducono la progressione della IRC anche nei pazienti diabetici normotesi con nefropatia diabetica di ogni grado o comunque nei pazienti con proteinuria.
I diuretici dell'ansa, spesso, potenziano l'effetto anti-ipertensivo ed anti-proteinurico degli ACE-inibitori.

3. Mantenere un adeguato controllo della glicemia:
- Glicemie preprandiali < 120 mg/dl
- Glicemia notturna (ore 22) < 140 mg/dl
- Emoglobina glicata < 7% *(livello di evidenza A)*

4. Mantenere una dieta adeguata:
a. Dieta ipoproteica: *(livello di evidenza A)*
   • 0,8-1 g/Kg/die nei pazienti con IRC di grado moderato (GFR = 55-26 ml/min)
   • 0,6 g/Kg/die nei pazienti con IRC di grado severo (GFR < 25 ml/min) o almeno
   • 0,75 g/Kg nei pazienti scarsamente collaboranti

N.B.: Non esistono indicazioni specifiche nei pazienti con IRC di grado lieve.

b. Dieta normo-ipercalorica (30-35 Kcal/Kg/die); se il soggetto è obeso, pre-scrivere una dieta ipocalorica che favorisca un graduale calo ponderale: *(livello di evidenza C)*

c. Dieta iposodica (2-4 gr/die) nei soggetti:
 - anziani, con ipertensione arteriosa, con segni di ritenzione idrica
   (livello di evidenza C)

d. Mantenere un adeguato introito di liquidi per evitare una disidratazione

e. Evitare prodotti di erboristeria di ogni tipo perché potrebbero essere nefrotossici

f. Evitare supplementi di minerali (Mg)

N.B.: Supplementi multivitaminici sono generalmente indicati (il complesso vitaminico B ed i folati possono ridurre i livelli sierici di omocisteina, ma non ci sono indicazioni sul dosaggio)

5. Sconsigliare il fumo di sigaretta soprattutto nei soggetti diabetici *(livello di evidenza B)*

6. Prevenire e trattare le principali manifestazioni cliniche in corso di IRC:
 a. *Anemia* (normocromica, normocitica, iporigenerativa)
   • Mantenere Hb = 11-12 g/dl e Hct = 33-36% *(livello di evidenza A)*
     (N.B.: non è necessario mantenere Hb a livelli maggiori)
     Epo 150 U/Kg 1-2 volte/sett. o 4000-10000 U 1-2volte/sett
     (N.B.: Una somministrazione settimanale di Epo 150 U/Kg dovreb-be incrementare il valore dell'Hct di almeno 0,3 punti percentuale)
     Dosaggio di mantenimento: Epo 75 U/Kg/sett.
   • Prima di iniziare Epo accertarsi dei depositi di Fe *(livello di evidenza A)*:
     Ferritina > 100 mcg/dl (300-800 mcg)
     Saturazione transferrina > 20% (20-50%)
   • Supplementi orali con solfato ferroso 250 mg 2-3 volte/sett. risulta-no necessari nella maggior parte dei pazienti in terapia con Epo per garantire un adeguato apporto di ferro per la eritropoiesi

N.B.: Il dosaggio dell'eritrpoietina è superfluo se creatininemia > 2 mg/dl (livello di evidenza C)
L'anemia generalmente compare per GFR < 30-40 ml/min
Nei pazienti in trattamento con Epo tenere sotto controllo la P.A.

b. *Ritenzione di liquidi*
- Restrizione dietetica di sale (2-3 g/die)
- Terapia diuretica con diuretici dell'ansa: Lasix 20-80 mg 1-2 volte/die

N.B.: Nei pazienti con IRC di grado moderato è ragionevole iniziare con Lasix 40 mg/die
I tiazidi sono spesso inefficaci per GFR < 25 ml/min
Attenzione all'effetto ritentivo "rebound" dei diuretici: nei pazienti scarsamente collaboranti nel seguire un dieta iposodica in cui non si apprezzano né riduzione di peso, né riduzione degli edemi, è consigliabile somministrare il diuretico due volte al giorno
Il Metolazone alla dose di 2,5-10 mg/die in unica somministrazione può essere associato ai diuretici dell'ansa per potenziarne l'azione nei pazienti non responsivi (→ attenzione all'ipopotassiemia)

c. *Iperpotassiemia*
- Restrizione dietetica a 1mEq/Kg/die pari a circa 2-3 g/die (*N.B.: unico presidio nei pazienti con IRC di grado moderato!*) (livello di evidenza C)
- Evitare farmaci iperpotassiemizzanti (ACE-inibitori, diuretici risparmiatori di potassio, β-bloccanti non selettivi, FANS, digitale, bactrim ...)
- Terapia diuretica (vedi sopra)
- Resine a scambio ionico: Kayexalate 15-30 g disciolti in 100-200 ml di sorbitolo 20%, fino a 3-4 volte/die

N.B.: I pazienti diabetici sono più facilmente esposti all' iperpotassiemia (secondaria a deficit insulinico o ad acidosi tubulare renale tipo IV)

d. *Acidosi metabolica*
- Mantenere [HCO3] > 20 mEq/l (20-24 mEq/l)
- NaHCO3 0,5-1 mEq/Kg/die pari a 1-2 tavolette da 650 mg 2-3 volte/die (una tavoletta da 650 mg corrisponde a circa 8 mEq)
- Na-citrato 15-30 mEq 2-3 volte/die (controindicato in concomitanza di chelanti del fosfato contenenti alluminio, perché ne aumenta l'assorbimento intestinale)

N.B.: Generalmente compare per GFR < 25 ml/min
Non sono disponibili studi sull'efficacia della terapia con alcali nel ridurre la progressione dell'IRC
La correzione dell'acidosi è efficace anche nel prevenire prevenire l'osteodistrofia renale

e. Osteodistrofia renale (alterazioni del metabolismo di calcio, fosforo, Vit.D)
- Mantenere la fosforemia < 5,5 mg/dl (4,5-5 mg/dl) (*livello di evidenza B*)
    - Restrizione alimentare a 600-800 mg/die
      (*N.B.: Nei pazienti scarsamente collaboranti è sufficiente limitare l'assunzione di latte, formaggio e carne. Una dieta ipoproteica è di per sé povera in fosforo*)
    - Chelanti del fosforo: (*livello di evidenza B*)
        - Ca-carbonato (o Ca-acetato) 0,5 g a pasto, da incrementare fino a normalizzazione della fosforemia (in genere 5-10 g/die o più, pari a 1-6 tavolette di calcio 0,5-1 g tre volte al giorno, da assumere 30' prima o dopo i pasti per ridurre l'assorbimento del calcio ed ottimizzare l'effetto chelante sul fosforo)
          (*N.B.: Attenzione all'ipofosfatemia ed all'ipercalcemia*)
        - Renagel (chelante cationico non contenente Ca, Mg, Al) 1-6 tavolette da 400-800 mg tre volte al giorno (ai pasti)

N.B.: - La ranitidina può ridurre le capacità chelanti del Ca-carbonato
    - Evitare chelanti contenenti Mg o Al (ipermagnesiemia, vomito, letargia, stanchezza muscolare, disestesie, ipotensione, aritmie; accumulo di alluminio, osteomalacia, encefalite, anemia)
    - I chelanti del fosforo contenenti alluminio sono indicati, per brevi periodi, quando il prodotto di solubilità Ca × P ≥ 65-70, per non incrementare il rischio di precipitazione calcica extrascheletrica (vascolare)

- Mantenere calcemia, corretta per l'albumina, nel *range* di normalità (8,7-10,2 mg/dl) (*livello di evidenza A*)
- Mantenere PTH <200 pg/ml (130-200, pari a circa 2-3 volte il valore di base, nei pazienti in dialisi perchè si instaura una resistenza scheletrica al PTH) (*livello di evidenza B*)
- Aggiungere calcitriolo
    - 0,25 mg/die come profilassi della riduzione della BMD nei pazienti con GFR < 52 ml/min (*livello di evidenza A*)
    - 0,25 mg/die a crescere se PTH > 200 pg/ml

N.B.: - iniziare calcitriolo solo se P < 6,5 mg/dl
    - dimezzare la dose se Ca = 10,5-11,5 mg/dl o se PTH < 130 pg/ml
    - sospendere temporaneamente e poi riprendere a dosaggio inferiore se Ca > 7.5 mg/dl o se PTH ripetutamente < 130 pg/ml
    - ridurre calcitriolo anche se Ca × P ≥ 75

QUESITO N. 4 - COME DEVE ESSERE SEGUITO NEL TEMPO UN SOGGETTO CON IRC?

- rivalutazione clinica e calcolo del GFR ogni 6 mesi se GFR < 60 ml/min
- rivalutazione clinica e calcolo del GFR ogni 3 mesi se GFR < 30 ml/min
- rivalutazione clinica e calcolo del GFR ogni mese se GFR < 10-15 ml/min *(livello di evidenza C)*

QUESITO N. 5 - COME STABILIRE IL *TIMING* DELLA DIALISI?

I pazienti con IRC dovrebbero essere inviati alla dialisi se:
- GFR < 6 ml/min/1,73mq anche in assenza di uremia o sue complicanze
- GFR > 6 ml/min/1,73mq se presenti importanti comorbidità

(tradizionali criteri assoluti):

a) Pericardite
b) Ritenzione idrica ed ipertensione scarsamente responsivi al trattamento non dialitico
c) Encefalopatia uremica avanzata e/o neuropatia
d) Importante diatesi trombofilica
e) Nausea e vomito gravi
f) Malnutrizione non responsiva ad "intervento dietetico" od al trattamento di altre cause reversibili quali gastroparesi, infezioni, acidosi, depressione *(livello di evidenza B)*

Letture consigliate

- *Management of Chronic Kidney Disease in Primary Care*, disponibile on-line sul sito: http://www.medscape.com
- Chronic Renal Failure. In: Conn's Current Therapy. Sanders 2002:712-719
- Chronic Renal Failure. The Current Therapy Textbook. 2003:783-789

Appendice

Farmaci di uso comune che possono peggiorare la funzione renale, specialmente se usati in combinazione, in soggetti con pre-esistente danno renale.

ACE-inibitori	Cisplatino
Sartani	FANS
Ciclosporina-A	Mezzi di contrasto
Aminoglicosidi	Cox-2 inibitori
Amphotericina B	Litio
Diuretici, incluso lo spironolattone	

Nota 1

Nei pazienti candidati ad assumere ACE-inbitori o sartani, la creatinina plasmatica ed il GFR dovrebbero essere valutati:
- prima di iniziare la terapia
- entro due settimane dall'assunzione del farmaco o dall'incremento posologico
- annualmente nella fase di stato *(livello di evidenza C)*

N.B.: Se si assiste ad un incremento della creatinina >20% o ad una riduzione del GFR >15% vi è indicazione alla sospensione del farmaco od alla consulenza nefrologica (livello di evidenza C)

Nota 2

Quando l'esposizione al mezzo di contrasto non può essere evitata, il rischio di danno renale può essere ridotto mediante:
- idratazione (ex.: soluzione salina 0,45% alla velocità di 1ml/Kg/h durante le 12 ore precedenti e successive la procedura radiologica)
- somministrazione di acetil-cisteina (ex.: 600mg x 2/die per os prima e dopo la procedura radiologica)
- utilizzo di basse dosi di m.d.c. non ionico (o gadolinio), con bassa osmolalità *(livello di evidenza A)*

N.B.: - L'idratazione si è dimostrata efficace almeno quanto la diuresi indotta da farmaci
*   - Evitare l'utilizzo di FANS prima della procedura*

4° Seminario

Polmoniti acquisite in comunità

Fabio Mascella

Introduzione

Le polmoniti costituiscono un problema medico di grande rilevanza; basti pensare che rappresentano la sesta causa di morte negli Stati Uniti[1] e che negli ultimi 30 anni il tasso cumulativo di morti associate a polmonite ed influenza (sulla base dei codici delle diagnosi di dimissione) è incrementato del 59%[2].

È opportuno quindi approfondire l'argomento valutando quali siano le informazioni di migliore qualità scientifica sulla corretta gestione medica di queste problematiche.

Verranno in particolare trattate le polmoniti comunitarie (CAP), definite come polmoniti che si manifestano in soggetti non ospedalizzati o ricoverati nelle precedenti di 48-72 ore o in soggetti non residenti in case di riposo o simili da più di 14 giorni dall'insorgenza dei sintomi.

Formulazione quesiti

1. Quando è indicato eseguire una radiografia del torace per confermare la diagnosi di polmonite?
2. Quali sono i criteri di ospedalizzazione del soggetto affetto da polmonite comunitaria?
3. Qual è il corretto approccio terapeutico del soggetto affetto da polmonite comunitaria?
4. E' necessario seguire un *follow up* radiografico della persona affetta da polmonite comunitaria?
5. Esistono delle misure profilattiche da adottare nei confronti delle polmoniti?

---

[1] Bartlett JG, Breiman RF, Mandell LA, File TM Jr (1998) Community acquired pneumonia in adults: guidelines for management. Clin Infect Dis 26: 811-38
[2] Pinner RW, Teutsch SM, Simonsen L et al (1996) Trends in Infectious Diseases mortality in the United States. JAMA 275: 189-93

Risultati

La richiesta di ogni accertamento clinico ha come obiettivo finale di incrementare o diminuire, sulla base della risposta positiva o negativa dell'esame, la probabilità che il paziente sia affetto da una determinata patologia. La capacità che ogni esame ha di modificare la probabilità *post-test* di essere affetto da una patologia dipende, oltre che dall'incidenza complessiva della malattia, dalla probabilità *pre-test* di essere portatore della stessa. Infatti anche un risultato molto positivo di un test in presenza di una probabilità pre-test molto bassa non è in grado di modificare in maniera significativa la probabilità post-test, quindi non è utile al raggiungimento della diagnosi. Purtroppo per quanto riguarda le polmoniti non sono stati individuati criteri clinici che permettano di stimare precisamente la probabilità pre-test di esserne affetti.

Viene consigliata quindi l'esecuzione di una radiografia del torace per confermare la diagnosi di polmonite solo se il paziente presenta almeno due dei parametri sotto riportati:
- temperatura > 37,8°C
- polso > 100 bpm
- frequenza respiratoria > 20 atti/min
- rantoli all'auscultazione
- riduzione del murmure vescicolare
- assenza di asma

Queste considerazioni indicano che per la diagnosi di polmonite non ci si può esimere da un preciso esame clinico del paziente, anche se la radiografia del torace mantiene una sua importanza sia nella conferma diagnostica che nella valutazione della prognosi: le polmoniti che coinvolgono più lobi polmonari sono caratterizzate da prognosi peggiori.

Evidenze
Sono disponibili due linee guida (indicazioni tratte dal consenso)
- *Community-acquired pneumonia in adults* (2002), disponibile on-line sul sito dell'*Institute for clinical systems improvement* all'indirizzo: www.icsi.org
- *Community management of lower respiratory tract infection in adults* (2002), disponibile on-line sul sito dello *Scottish intercollegiate guideline network* all'indirizzo: www.sing.ac.uk

Quesito N. 2 - Quali sono i criteri di ospedalizzazione del soggetto affetto da polmonite comunitaria?

Esistono diversi strumenti che consentono di definire quando il soggetto è ad alto rischio e quindi deve essere ospedalizzato, il più raffinato dei quali è senza dubbio il *Pneumonia severity index (PSI)* (**Tab. 1**).

Tabella.1. Indice di gravità della polmonite (PSI)

Maschio	anni
Femmina	anni-10
Residente in case di riposo	+10
Neoplasia	+30
Epatopatia	+20
Scompenso cardiaco	+10
Malattie cerebrovascolare	+10
Nefropatia	+10
Alterazioni dello stato mentale	+20
Frequenza respiratoria > 30 atti/min	+20
Pressione sistolica < 90 mmHg	+15
Temperatura corporea >40°C o >35°C	+15
Frequenza del polso >125 bpm	+10
pH >7,35	+30
BUN >30 mg/dl	+20
Sodio < 130 mEq/L	+20
Glucosio > 250 mg/dl	+10
Hgb < 9 g/dl (Hct <30%)	+10
PO2 < 60 mmHg (SO2<90%)	+10
Versamento pleurico	+10

Dall'applicazione di questo indice scaturisce un punteggio che se risulta maggiore a 90 punti, costituisce indicazione al trattamento della polmonite in regime di ricovero.

È uno strumento molto raffinato ma che presenta il difetto di essere molto complicato da utilizzare; sono stati così proposti anche sistemi più semplici, fra cui quello dello *Scottish Intercollegiate Guideline Network* (SIGN) vedi www.sign.ac.uk, di seguito riportato (**Tab. 2**).

Tabella 2. Sistema SIGN

- Frequenza respiratoria > 30 atti/min
- Pressione arteriosa sistolica < 90mmHg e diastolica < 60mmHg
- Confusione mentale di recente insorgenza
- Età > 50 anni
- Patologie associate (insufficienza cardiaca, patologie cerebrovascolari, renali, epatiche, neoplasie)
- Temperatura > 40°C o < 35°C
- Tachicardia > 125 battiti/min

Se la persona assistita non presenta nessuna delle caratteristiche sopra riportate può essere gestito a domicilio, in caso contrario sarà il giudizio clinico a decidere la sede più adatta al trattamento, considerando il numero di fattori prognostici presenti.

Evidenze:
- *Community management of lower respiratory tract infection in adults* (2002), disponibile on-line sul sito dello *Scottish intercollegiate guideline network* all'indirizzo www.sign.ac.uk
- *Clinical Policy for the Management and Risk Stratification of Community-Acquired Pneumonia in Adults in the Emergency Department* (2001) Ann Emerg Med. 38:107-113

QUESITO N. 3 - QUAL È IL CORRETTO APPROCCIO TERAPEUTICO DEL SOGGETTO AFFETTO DA POLMONITE COMUNITARIA?

La scelta della terapia antibiotica delle polmoniti di comunità è condizionata dall'età del soggetto; questo deriva dal fatto che nei giovani vi è una maggiore incidenza di polmoniti determinate da batteri atipici, mentre negli anziani e con patologie associate i patogeni coinvolti richiedono una terapia antibiotica a più ampio spettro.
I due schemi terapeutici che vengono consigliati sono riportati nello schema seguente:

Età inferiore ai 50 anni
Si utilizzano in monoterapia
Macrolidi
- Eritromicina   500 mg QID x 10 -14 gg
- Claritromicina 500 BID x 10 -14 gg
- Azitromicina   500 mg QD giorno 1
                 poi 250 mg QD x 4 gg

oppure

Tetracicline
- Doxiciclina 100mg BID x 10-14 gg

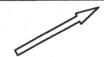

Se è presente intolleranza
farmacologica
- Levofloxacina 500
  mg QD x 7- 14 gg

Età superiore di 50 anni
Si utilizzano in combinazione
Betalattamici
- Amox/clav 1 g BID x 10 -14 gg
- Cefuroxima axetil 500 mg BID x 10-14 gg
- Cefpodoxime 200 mg BID x 10-14 gg
- Cefprozil 500 mg BID x 10-14 gg
         con
Macrolidi (vedi sopra)

QD, una volta al giorno; *BID*, due volte al giorno; *QID*, quattro volte al giorno

Evidenze

È disponibile una linee guida (indicazioni tratte dal consenso)
- *Community-acquired pneumonia in adults* (2002), disponibile on-line sul sito dell'*Institute for clinical systems improvement* all'indirizzo: www.icsi.org; disponibile inoltre una revisione sistematica (che conclude non individuando raccomandazioni specifiche su quali antibiotici raccomandare a causa della eterogeneicità degli studi pubblicati)
- The Cochrane Library, Issue 3, 2004. Antibiotics for community acquired pneumonia in adult outpatients.

QUESITO N. 4 - È NECESSARIO SEGUIRE UN *FOLLOW-UP* RADIOGRAFICO NELLE PERSONE AFFETTE DA POLMONITE COMUNITARIA?

È comune nella pratica clinica eseguire una radiografia del torace al termine del trattamento per verificare l'effettiva risoluzione dell'infiltrato. Il beneficio di questa pratica non è stato ancora ben delineato. L'esecuzione del *follow-up* radiografico appare comunque opportuno in quanto se non si assiste alla risoluzione dell'infiltrato occorre sospettare la presenza di un processo proliferativo polmonare: un recente studio retrospettivo ha documentato infatti la presenza di un tumore polmonare, precedentemente non diagnosticato, nell'1,3% di pazienti ricoverati per polmonite; dimostrando inoltre che il 12,5% dei pazienti affetti da tumore al polmone hanno avuto la polmonite come manifestazione d'esordio.

Viene quindi consigliata l'esecuzione di una radiografia di controllo dopo 6-8 settimane, se l'infiltrato non risulta modificato occorre eseguire accertamenti diagnostici per escludere patologie neoplastiche associate.

Tabella 3. Modificazioni della radiografia del torace nel tempo in polmoniti di diversa gravità:

Pazientio con CAP e persistenza di alterazioni alla radiografia del torace

	2 settimane	4 settimane	6 settimane	8 settimane
Tutte le CAP	50%	33%	23%	15%
CAP unilobari	42%	28%	14%	8%
CAP multilobari	65%	55%	55%	50%
CAP in pazienti di età > 60 anni	83%	73%	64%	54%

Adattata da: Mittl RL, Schwab RJ et al. "Radiographic resolution of community-acquired pneumonia." Am J Respir Crit Care Med 149:630–35, 1994. (Class D°)

Occorre considerare che i pazienti reclutati nello studio sopra ricordato erano ospedalizzati, quindi affetti da polmoniti di una certa severità.

Evidenze

-   Community-acquired pneumonia in adults (2002), disponibile on-line sul sito del l'Institute for Clinical Systems Improvement, all'indirizzo: www.icsi.org

QUESITO N. 5 - ESISTONO DELLE MISURE PROFILATTICHE DA ADOTTARE
NEI CONFRONTI DELLE POLMONITI?

Fra le complicanze dell'influenza ci sono le polmoniti batteriche e virali che sono associate ad una alta morbilità e mortalità nei gruppi di pazienti vulnerabili.

Il patogeno maggiormente implicato nella genesi delle polmoniti batteriche è lo *Pneumococco*.

Quindi sia il virus dell'influenza che lo *Pneumococco* sono due importanti patogeni che affliggono soprattutto le persone al di sopra dei 65 anni o quelle con patologie croniche associate.

Esistono a tal riguardo precise indicazione alla vaccinazione anti-influenzale e anti-pneumococcica che sono riportate nelle tabelle: 4 e 5a,b.

Tabella 4. Indicazioni alla vaccinazione anti-influenzale

La vaccinazione anti-influenzale annuale è indicata in:
- persone di età ≥ 65 anni (recentemente anche persone di 50-65 anni)
- residenti nelle case di riposo
- persone affette da patologie croniche polmonari o cardiache
- persone affette da patologie croniche metaboliche (diabete, disfunzione renale, emoglobinopatie) o soggetti immunodepressi
- bambini o adolescenti in trattamento cronico con acido acetilsalicilico, per il rischio di sviluppare la sindrome di Reye
- donne in gravidanza durante il periodo influenzale
- bambini di età compresa fra 6 e 23 mesi
- persone che possono trasmettere influenza a persone ad alto rischio (operatori sanitari,ecc.)

Tabella 5a. Indicazioni alla vaccinazione anti-pneumococcica

La vaccinazione anti-pneumococcica è indicata in:
- tutte le persone di età ≥ 65 anni
- tutte le persone di età compresa fra 2 e 65 anni affette da una delle seguenti patologie croniche:
  a) insufficienza cardiaca, cardiomiopatie
  b) malattie croniche polmonari (COPD, enfisema) *tranne asma isolata*
  c) insufficienza epatica
  d) diabete mellito, alcolismo
- pazienti splenectomizzati
- pazienti residenti in case di riposo
- pazienti nativi dell'Alaska o indiani americani (maggior rischio di complicanze)
- pazienti immunocompromessi: HIV, linfomi, mielomi, leucemia, malattie tumorali generalizzate, pazienti sottoposti a periodi prolungati di terapia immunosoppressiva (compresa terapia steroidea)

Tabella 5b. Indicazioni alla vaccinazione antipneumococcica

Esiste inoltre indicazione alla somministrazione di una **seconda dose di vaccino in:**

- soggetti immunocompromessi   dopo 5 anni

- soggetti splenectomizzati   dopo 5 anni

- soggetti di età superiore ai 65 anni solo   dopo 3 anni
  se hanno ricevuto la prima dose di vaccino
  prima dei 65 anni e siano trascorsi almeno
  5 anni dalla prima somministrazione.

Evidenze

- Prevention of Pneumococcal Disease: Recommendations of the Advisory Committee on Immunization Practices (ACIP) (1997) MMWR 46(RR-08);1-24, disponibile on-line sul sito del *Centers for Disease Control and Prevention* all'indirizzo: www.cdc.gov
- Prevention and Control of Influenza: Recommendations of the Advisory Committee on Immunization Practices (ACIP) (2004) MMRW 53(RR06)1-40, disponibile on-line sul sito del Center for Disease Control and Prevention" all'indirizzo: www.cdc.gov

5° Seminario

Gestione di un soggetto con dislipidemia

Daniela Tirotta

Introduzione

Un ottimale assetto lipidico prevede valori di colesterolo totale (TC) < 200 mg/dl, Low-Density Lipoprotein Cholesterol (LDL-C) < 100 mg/dl[1], High-Density Lipoprotein Cholesterol (HDL-C) > 40 mg/dl, trigliceridi (TG) < 150 mg/dl. TL e HDL-C possono essere misurati non a digiuno, mentre TG e LDL-C sono maggiormente influenzati dal recente introito alimentare e possono essere ricavati dall'*equazione di Friedewald: LDL-C= TC – (HDLC+TG/5).*

Un idoneo trattamento del paziente dislipidemico si configura come elemento cardine della *prevenzione primaria* (decremento delle morti per malattia coronarica) e *secondaria* (recenti studi clinici dimostrano come si riducano mortalità totale e coronarica, eventi coronarici maggiori, procedure arteriose coronariche e *stroke* in persone con coronaropatia stabilizzata).

Tabella 1. Livelli lipidici

Classificazione dei livelli lipidici	
LDL (mg/dl)	
< 100	Ottimale
100-129	Quasi ottimale
130-159	*Border-line*
160-189	Alto
≥ 190	Veramente alto
TC (mg/dl)	
< 200	Desiderabile
200-239	*Border-line*
≥ 240	Alto

---

[1]L'*Institute for Clinical Systems Improvement* (ICSI) 2003 propone 130 mg\dl come target per LDL-C, poiché non sono noti i benefici di un livello compreso tra 100 e 130 mg\dl in assenza di CVD e DM. www.icsi.org

continua **Tabella 1**

Classificazione dei livelli lipidici	
HDL (mg/dl)	
< 40	Basso
≥ 60	Alto
TG (mg/dl)	
< 150	Normali
150-199	*Border-line*
200-499	Alti
≥ 500	Molto alti

Formulazione quesiti

1. Quale popolazione deve essere sottoposta a *screening* per il colesterolo? Con quale *timing* va condotto il protocollo di *screening*? Lo *screening*, inoltre, va differito in specifiche condizioni?
2. Quali domande devono essere rivolte al paziente dislipidemico durante la raccolta dell'anamnesi?
3. Quali sono le cause secondarie di dislipidemia da valutare prima di intraprendere un idoneo trattamento?
4. Sulla base di quali criteri deve essere deciso il più idoneo trattamento?
5. Esistono condizioni cliniche in cui è opportuno considerare un *target* terapeutico diverso dal livello dell'LDL-C?
6. Quali sono i presidi di un'idonea terapia non farmacologica?
7. Quali sono i più efficaci presidi farmacologici?
8. Qual è il *follow-up* consigliato nei soggetti in trattamento per dislipidemia?

Risultati

QUESITO N. 1 - QUALE POPOLAZIONE DEVE ESSERE SOTTOPOSTA A *SCREENING* PER IL COLESTEROLO? CON QUALE *TIMING* VA CONDOTTO IL PROTOCOLLO DI *SCREENING*? LO *SCREENING*, INOLTRE, VA DIFFERITO IN SPECIFICHE CONDIZIONI?

La prima misurazione delle frazioni di colesterolo va effettuata a 35 anni nel maschio ed a 45 anni nella femmina. È raccomandata in età più precoce solo nel caso ci sia una storia familiare inusuale di eventi coronarici prima dei 45 anni *(livello C)*[2], per la debole associazione colesterolo\mortalità.

---

[2]La coronaropatia è rara in età giovanile, fuorché per fattori di rischio pesanti, quali importante abitudine tabagica, DM, ipercolesterolemia familiare, casi in cui l'aterosclerosi coronarica può progredire rapidamente.

Fino a 75 anni lo *screening* va effettuato ogni 5 anni qualora l'iniziale assetto lipidico sia favorevole, perché nel corso di questo *range* temporale potrebbero insorgere affezioni, quali *la sindrome nefrosica, l'ipotiroidismo ed il diabete mellito*, frequenti con l'avanzare dell'età.

L'assetto lipidico va valutato ogni 1-2 anni quando si riscontrano sia alterazioni (TC > 200 mg/dl, ma LDL-C a digiuno < 130 mg/dl e HDL-C > 40 mg/dl) o cambiamenti dello stile di vita, quale l'abitudine tabagica. Sono esclusi dal *timing* usuale i soggetti con comorbidità giustificante una bassa aspettativa di vita (es: cancro terminale) *(livello C)*.

La misurazione non andrebbe effettuata in specifiche condizioni che alterano temporaneamente l'assetto lipidico.

Tabella 2. Eventi che alterano temporaneamente l'assetto lipidico

1. Recente infarto miocardico acuto (IMA) (meno di 3 mesi), stroke, interventi chirurgici, trauma, infezioni, malattia acuta, ospedalizzazione possono abbassare temporaneamente i valori di colesterolo del 40 %. Se non si può ottenere un profilo immediatamente (da 12 a 24 ore dall'evento), occorre attendere 8 settimane per averne uno accurato.
2. Durante la gravidanza e l'allattamento il colesterolo aumenta del 20-35 % ed andrebbe misurato solo a 3-4 mesi dal parto.

Evidenze

Sono disponibili cinque linee guida *(livello di evidenza A e C)*:

- Veterans Health Administration, Department of Defense. *VHA/DoD Clinical Practice Guideline for the Management of Dyslipidemia in Primary Care* (2001) Washington (DC): Veterans Health Administration, Department of Defense VHA/DoD clinical practice guideline for the management of dyslipidemia in primary care, disponibile on-line sul sito www.guideline.gov
- *AACE Medical Guidelines for Clinical Practice for the Diagnosis and Treatment of Dyslipidemia and Prevention of Atherogenesis*(2000) American Association of Clinical Endocrinologists. ACE Medical Guidelines for Clinical practice for the diagnosis and treatment of dyslipidemia and prevention of atherogenesis. Endocr Pract 6(2):162-213, disponibile on-line sul sito www.guideline.gov
- National Heart, Lung and Blood Institute (2001, 2004) Third Report of the National Cholesterol Education Program (NCEP) *Expert Panel on Detection, Evaluation, and Treatment of High Blood Cholesterol in Adults* (Adult Treatment Panel III). Implications of recent Clinical Trials for the National Cholesterol Education Program Adult. Treatment. Panel III Gudelines
- Institute for Clinical Systems Improvement (ICSI). *Lipid screening in adults*. Bloomington (MN): Institute for Clinical Systems Improvement (ICSI); 2003 Jun. 21, disponibile on-line sul sito www.guideline.gov
- University of Michigan Healt System. *Screening and management of lipids.* (2003) Ann Arbor: University of Michigan Healt System, p15, disponibile on-line sul sito www.guideline.gov

QUESITO N. 2 - QUALI DOMANDE DEVONO ESSERE RIVOLTE AL PAZIENTE DISLIPIDEMICO DURANTE LA RACCOLTA DELL'ANAMNESI?

In assenza di ulteriori fattori associati, il rischio assoluto per lo sviluppo di una malattia cardiovascolare sulla base dell'unica positività dell'LDL-C è basso, sebbene esso sia un forte elemento predittivo.

Nel corso dell'anamnesi l'attenzione va dunque diretta agli altri fattori di rischio ed all'appropriatezza dello stile di vita, correlata a significativa riduzione del rischio cardiovascolare.

Identificazione del rischio per malattie cardiovascolari

1. *Età:* maschi > 45 anni, donne > 55 anni o < 40 anni in menopausa.
2. *Storia familiare di coronaropatia precoce,* definita come IMA o morte improvvisa prima dei 55 anni del padre o di altro parente maschile di primo grado, o prima dei 65 anni della madre o di altri parenti femminili di primo grado.
3. *Storia personale di malattia cardiovascolare:* ogni paziente con coronaropatia (storia di IMA o *angina pectoris*) o diversa storia di vascolopatia (*stroke, claudicatio*) è a rischio di eventi coronarici, per cui un'aggressiva terapia ipolipemizzante, come dimostrato da numerosi trials, riduce il rischio di eventi ricorrenti e fatali.
4. *Ipertensione:* Pas ≥ 140 mm Hg o Pad ≥ 90 mm Hg, confermate in più di un'occasione o terapia corrente con antipertensivi.
5. *Diabete mellito:* fattore di rischio indipendente, si associa ad aumento significativo del rischio di coronaropatia rispetto ai non diabetici di pari età. Il paziente con DM senza precedente coronaropatia ha un rischio di primo IMA pari a quello per IMA ricorrenti di un soggetto con coronaropatia e pregresso evento coronarico. Inoltre tali pazienti hanno spesso ulteriori fattori di rischio associati (ipertensione, obesità, elevazione LDL, riduzione HDL). Si richiede un *management* lipidico più aggressivo.
6. *Colesterolo HDL < 40 mg/dl:* un livello di HDL > 60 mg/dl è un fattore di rischio indipendente negativo ed annulla un fattore positivo.
7. *Fattori di rischio non tradizionali* (PCR, omocisteina totale) con alto valore predittivo positivo (VPP) nelle vascolopatie, il cui valore nello *screening* delle dislipidemie non è noto.

Stile di vita appropriato all'età

1. Abitudine tabagica, fattore di rischio autonomo. La cessazione del fumo riduce la percentuale di eventi coronarici del 50 % entro 2 anni.
2. Dieta: incide nel 50 % dei soggetti.

3. Attività fisica moderata di almeno 30 minuti più volte nella settimana.
4. Limitazione del consumo di alcol a meno di due bicchieri al giorno e dieta ipocalorica con calo ponderale, se sovrappeso. Amplifica gli effetti della dieta sull'intero assetto lipidico.
5. Riduzione dello stress.
6. Aspirina nei pazienti con coronaropatia per ridurre lo stato protrombotico.

Evidenze

Sono disponibili 4 linee guida (livello A):

- Veterans Health Administration, Department of Defense. VHA/DoD *Clinical Practice Guideline for the Management of Dyslipidemia in Primary Care* (2001) Washington (DC): Veterans Health Administration, Department of Defense. VHA/DoD Clinical Practice Guideline for the Management of Dyslipidemia in Primary Care.
- AACE Medical Guidelines for Clinical Practice for the Diagnosis and Treatment of Dyslipidemia and Prevention of Atherogenesis (2000) American Association of Clinical Endocrinologists. *AACE Medical Guidelines for Clinical Practice for the Diagnosis and Treatment of Dyslipidemia and Prevention of Atherogenesis.* Endocr Pract 6(2):162-213, disponibile on-line sul sito www.guideline.gov.
- National Heart Lung and Blood Institute 2001 (update 2004) Third report of the National Cholesterol Education Program (NCEP) Expert Panel on Detection, Evaluation, and Treatment of High Blood Cholesterol in Adults (Adult Treatment Panel III) (2001)Third report of the National Cholesterol Education Program (NCEP) *Expert Panel on Detection, Evaluation, and Treatment of High Blood Cholesterol in Adults* (Adult Treatment Panel III). Bethesda (MD): U.S. Department of Health and Human Services, Public Health Service, National Institutes of Health, National Heart, Lung and Blood Institute, disponibile on-line sul sito www.guideline.gov
- Institute for Clinical Systems Improvement (ICSI). *Lipid screening in adults.* Bloomington (MN): Institute for Clinical Systems Improvement (ICSI); (2003). Lipid screening in adults, disponibile on-line sul sito www.guideline.gov

---

QUESITO N. 3 - QUALI SONO LE CAUSE DI DISLIPIDEMIA SECONDARIA DA VALUTARE PRIMA DI INTRAPRENDERE UN IDONEO TRATTAMENTO?

La decisione della più idonea terapia deve far seguito ad una serie di considerazioni preliminari:

1. *Pazienti con LDL molto alto (≥ 190 mg/dl)* hanno spesso forme genetiche di ipercolesterolemia (ipercolesterolemia familiare monogenica, deficit familiare di apolipoproteina B, ipercolesterolemia poligenica)[3].

---

[3] *Ipercolesterolemia familiare*: severa elevazione di LDL-C (>260 mg\dl), xantomi tendinei, coronaropatia precoce.
Iperlipidemia familiare combinata: severa elevazione di TC, TG o entrambi in differenti membri della stessa famiglia è associata a coronaropatia precoce.

Un'identificazione precoce di tali condizioni riduce il successivo rischio di eventi coronarici. Opportuno l'uso di test familiari per l'individuazione di ulteriori candidati alla terapia. È spesso necessaria una terapia combinata (statina ed acidi biliari sequestranti) per ridurre l'LDL e l'aiuto di uno specialista.

2. *Considerare e trattare cause di forme secondarie di elevato LDL-C:* ipotiroidismo, sindrome nefrosica, insufficienza renale cronica, epatopatia ostruttiva e farmaci (progestinici, anabolizzanti e corticosteroidi) elevano l'LDL-C. Si suggerisce uno *screening* con misurazione di TSH, bilirubina, BUN/creatinina ed esame urine nei pazienti con ipercolesterolemia.

3. *Considerare e trattare cause di forme secondarie di ipertrigliceridemia:* ipotiroidismo, diabete ed alcol possono inficiare la terapia ipolipemizzante, se non preventivamente corretti.

Evidenze
Sono disponibili 2 linee guida (livello di evidenza A):
-   Veterans Health Administration, Department of Defense. VHA/DoD clinical practice guideline for the management of dyslipidemia in primary Care. Washington (DC): Veterans Health Administration, Department of Defense; 2001. VHA/DoD Clinical Practice Guideline for the Management of Dyslipidemia in Primary Care. Disponibile on-line sul sito www.guideline.gov
-   AACE medical guidelines for clinical practice for the diagnosis and treatment of dyslipidemia and prevention of atherogenesis. American Association of Clinical Endocrinologists. AACE medical guidelines for clinical practice for the diagnosis and treatment of dyslipidemia and prevention of atherogenesis. Endocr Pract 2000 Mar-Apr;6(2):162-213, disponibile on-line sul sito www.guideline.gov.

QUESITO N. 4 - SULLA BASE DI QUALI CRITERI DEVE ESSERE DECISO IL PIÙ IDONEO
          TRATTAMENTO?

Preliminare all'inizio del trattamento è la valutazione dei livelli di LDL-C e del rischio globale di sviluppare malattia coronarica nei 10 anni successivi stimato sulla popolazione di riferimento (fattori di rischio malattia coronarica (Coronary Heart Disease, CHD) e score Framingham)[4].

Le decisioni cliniche devono essere prese sulla base del profilo lipidico in due valutazioni effettuate a distanza di sette settimane e i cui valori differiscano

---

[4]Sono disponibili anche una funzione di rischio cardiovascolare tedesca *(PROCAM)* ed una italiana, quest'ultima desunta dall'analisi della coorte del <u>Seven Countries Study</u> costituita da uomini abitanti nei comuni di Montegiorgio (AN) e Crevalcore (BO) negli anni sessanta. È tuttavia scarsamente applicabile per la bassa rappresentatività di una popolazione rurale esclusivamente di sesso maschile e con coorti età specifiche relative a generazioni oggi molto anziane, tuttavia è emblematica di quanto il peso dei fattori di rischio muti per popolazione e periodo di tempo analizzati.

meno di 30 mg/dl, iniziando una terapia non farmacologica ed aggiungendo una farmacoterapia solo negli individui non responsivi.

- *Nei pazienti con evento coronarico maggiore e rischio a 10 anni > 20 %:* l'LDL-C va misurato all'ammissione o entro 24 ore. Il trattamento va iniziato subito per LDL ≥ *130* mg/dl, se tra *100-129*, il giudizio clinico deve optare se impostare o meno la terapia alla dimissione, considerando che le LDL decrementano le prime ore dopo un evento e sono significativamente minori dopo 24-48, ore rimanendo basse per alcune settimane; inoltre possono essere minori se controllate in ospedale. In generale per LDL > 100 si consiglia di impostare il trattamento alla dimissione.

- *Paziente con multipli fattori di rischio (≥ 2) e rischio a 10 anni 10-20%:* il razionale, *cost-effective*, è la riduzione del rischio di coronaropatia *a breve ed a lungo termine* ottenendo livelli di LDL < *130* mg/dl. Se LDL-C ≥ 130 mg/dl viene effettuato un cambiamento dello stile di vita e mantenuto per tre mesi. Se dopo tale *range* temporale LDL-C è < 130 mg/dl va mantenuto l'approccio non farmacologico, altrimenti si inizia la terapia per ridurre l'LDL-C. Nell'anziano (età ≥ 65 anni) l'approccio è più conservativo per la frequente concomitanza di comorbidità.

- *Paziente con multipli fattori di rischio (≥ 2) e rischio a 10 anni < 10%:* il razionale, non *cost-effective*, è la riduzione del rischio di coronaropatia *a lungo termine e di aterosclerosi* ottenendo livelli di LDL < 130 mg/dl. Per LDL-C ≥ 130 mg\dl va effettuato il cambiamento dello stile di vita, che va mantenuto per livelli ottenuti di LDL-C < 160 mg/dl: non è raccomandata la terapia farmacologica poiché il paziente non è a rischio a breve termine. Per LDL ≥ 160 va effettuata terapia farmacologia allo scopo di ridurre le LDL-C < 130 mg/dl.

- *Paziente con 0-1 fattori di rischio (rischio a 10 anni è < 10%).* La terapia di prima linea è il cambiamento dello stile di vita per ottenere livelli di LDL-C < 160 mg/dl al fine di minimizzare i rischi a lungo termine. Tale schema va mantenuto per livelli di LDL-C a 3 mesi < 160 mg/dl; se LDL-C a 3 mesi ≥ *190* mg/dl va introdotta la terapia farmacologia, che è invece opzionale per livelli di LDL-C compresi tra *160-190* mg/dl. In tal caso la decisione clinica deve tenere conto della eventuale presenza di un *singolo fattore di rischio severo, multipli life-habit risk factors e emerging risk factors*[5], un rischio a 10 anni prossimo al 10 %. Tale approccio, non *cost-effective*, ha un impatto sull'aterosclerosi nel lungo termine.

---

[5]*Life-habit risk factors*: sono *obesità, sedentarietà, dieta aterogenica*, mentre gli *emerging risk factors* sono *lipoproteina a, omocisteina, fattori protrombotici e proinfiammatori, intolleranza glucidica ed evidenza di malattia aterosclerotica subclinica.*

Tabella 3. Target lipidico

Target lipidico nelle tre categorie di rischio cardiovascolare

1) Soggetto con coronaropatia o equivalenti o Diabete Mellito (DM) senza nota malattia coronarica (CHD)
LDL < 100[6]

2) Non CHD, ma ≥ 2 fattori di rischio
LDL < 130

3) Non CHD e < 2 fattori di rischio
LDL < 160

Evidenze

Sono disponibili tre linee guida (livello di evidenza A):

1. Veterans Health Administration, Department of Defense. *VHA/DoD Clinical Practice Guideline for the Management of Dyslipidemia in Primary Care* (2001) Washington (DC): Veterans Health Administration, Department of Defense;. VHA/DoD Clinical Practice Guideline for the Management of Dyslipidemia in Primary Care, disponibile on-line sul sito www.guideline.gov.
2. *AACE Medical Guidelines for Clinical Practice for the Diagnosis and Treatment of Dyslipidemia and Prevention of Atherogenesis.* (2000) American Association of Clinical Endocrinologists. AACE Medical Guidelines for Clinical Practice for the Diagnosis and Treatment of Dyslipidemia and Prevention of Atherogenesis. Endocr Pract 6(2):162-213, disponibile on-line sul sito www.guideline.gov.
3. National Heart Lung and Blood Institute 2001 (update 2004) Third report of the National Cholesterol Education Program (NCEP) *Expert Panel on Detection, Evaluation, and Treatment of High Blood Cholesterol in Adults* (Adult Treatment Panel III) (2001)Third report of the National Cholesterol Education Program (NCEP) Expert Panel on Detection, Evaluation, and Treatment of High Blood Cholesterol in Adults (Adult Treatment Panel III). Bethesda (MD): U.S. Department of Health and Human Services, Public Health Service, National Institutes of Health, National Heart, Lung and Blood Institute, disponibile on-line sul sito www.guideline.gov

---

[6]ICSI 2003 propone come target LDL-C di questa categoria 130

QUESITO N. 5 - ESISTONO CONDIZIONI CLINICHE IN CUI È OPPORTUNO CONSIDERARE UN TARGET TERAPEUTICO DIVERSO DAL LIVELLO DI LDL-C?

1. *TG ≥ 200 mg/dl*

   Frequenti nei casi di sindrome metabolica (obesità addominale con circonferenza addominale nell'uomo > 102 cm con rischio già presente tra 94 e 102 cm e nella donna > 88 cm, *TG ≥ 150 mg/dl, HDL < 40 mg/dl nell'uomo e 50 mg/dl nella donna, Pa ≥ 130/85, Glicemia a digiuno ≥ 110 mg/dl)* e, più raramente, per fattori genetici secondari, sono un fattore di rischio indipendente per malattia coronarica secondo recenti metanalisi di studi prospettici.

   Target primario rimane *LDL-C*, mentre *VLDL-C* diviene target secondario per TG ≥ 200 mg/dl, secondo tale schema:
   - Coronaropatia o equivalenti (rischio a 10 anni ≥ 20%)

     LDL< 100

     Lipoproteine non alta densità < 130

   - Multipli fattori di rischio (≥ 2) e rischio a 10 anni ≤ 20 %

     LDL < 130

     Lipoproteine non alta densità < 160

   - 0-1 fattore di rischio

     LDL < 160

     Lipoproteine non alta densità < 190

   Il trattamento dipende dalle cause e dalla severità: per *TG border-line (150-199 mg/dl)* è importante enfatizzare il calo ponderale e l'esercizio fisico, per *TG 200-499 mg/dl* il target secondario di terapia sono le lipoproteine non HDL e può essere aggiunta la terapia farmacologica mediante intensificazione dei farmaci per ridurre LDL-C o aggiunta di Ac. Nicotinico e Fibrati, agendo sul target secondario.

   Per importanti ipertrigligeridemie, inoltre, sono opportune due precisazioni:
   - *TG > 400 mg/dl*:

     in questi pazienti l'LDL-C va misurato direttamente o desunto dall'equazione Non HDL-C = TC - HDL (risultato maggiore di 30 mg/dl del target LDL) e non dall'equazione di Friedwald [LDL-C = TC – (HDL-C + TG/5)].
   - *TG > 500 mg/dl ed ancor più > 1000 mg/dl*:

     Questi pazienti sono a rischio di pancreatite, per cui il fine della terapia è la prevenzione di tale affezione e solo per TG < 500 mg/dl l'attenzione ritorna al LDL-C per ridurre il rischio coronaropatico. La terapia di scelta è costituita dai *Fibrati*, controindicati nel caso di severa malattia renale, o, alternativamente, dalla *Niacina*, controindicata nel corso di epatopatia e, relativamente, di *diabete mellito, gotta e storia di complicata o attiva ulcera peptica*. Anche se i TG non si normalizzano, il rischio di pancreatite si riduce. In presenza di una *PCOS* (sindrome dell'ovaio policistico) TG> 150 mg/dl e HDL < 45 mg/dl possono essere considerati specifici fattori di rischio.

2. *Basso HDL-C*

È forte predittore indipendente di malattia coronarica (CHD) e fattore di rischio di coronaropatia a 10 anni. Il trattamento per HDL-C ridotto è riservato ai soli pazienti con coronaropatia o equivalenti, in cui si possono considerare farmaci per aumentare le HDL (fibrati o acido nicotinico). Il target primario rimane pertanto LDL-C e valgono le precedenti direttive per un ottimale livello di VLDL-C nel caso di sindrome metabolica o ipertrigliceridemia associate.

3. *Dislipidemia diabetica*

Dislipidemia aterogenica (alti TG, basso HDL e lieve alterazione LDL) in persone con DM 2°. Sebbene siano alterati HDL-C e TG, il target è comunque un livello LDL inferiore a 100 mg\dl, ottenibile con eventuale aggiunta di un farmaco per la dislipidemia aterogenica (fibrati o acido nicotinico) ed intensificazione del controllo di altri fattori di rischio come l'iperglicemia. Solo per *TG > 200 mg/dl* è opportuno considerare il *target secondario*.

Evidenze

Sono disponibili tre linee guida (livello di evidenza A):
- Veterans Health Administration, Department of Defense. *VHA/DoD Clinical Practice Guideline for the Management of Dyslipidemia in Primary Care.* Washington (DC): Veterans Health Administration, Department of Defense; 2001. VHA/DoD Clinical Practice Guideline for the Management of Dyslipidemia in Primary Care, disponibile on-line sul sito www.guideline.gov
- *AACE Medical Guidelines for Clinical Practice for the Diagnosis and Treatment of Dyslipidemia and Prevention of Atherogenesis.* American Association of Clinical Endocrinologists. AACE Medical Guidelines for Clinical Practice for the Diagnosis and Treatment of Dyslipidemia and Prevention of Atherogenesis. Endocr Pract 2000 Mar-Apr;6(2):162-213, disponibile on-line sul sito www.guideline.gov.
- National Heart Lung and Blood Institute 2001 (update 2004) Third report of the National Cholesterol Education Program (NCEP) *Expert Panel on Detection, Evaluation, and Treatment of High Blood Cholesterol in Adults* (Adult Treatment Panel III). Third report of the National Cholesterol Education Program (NCEP) Expert Panel on Detection, Evaluation, and Treatment of High Blood Cholesterol in Adults (Adult Treatment Panel III). Bethesda (MD): U.S. Department of Health and Human Services, Public Health Service, National Institutes of Health, National Heart, Lung and Blood Institute; 2001. Various, disponibile on-line sul sito www.guideline.com

QUESITO N.6 - QUALI SONO I PRESIDI DI UN'IDONEA TERAPIA NON FARMACOLOGICA?

Il cambiamento dello stile di vita è indicato in tutti i pazienti con nota malattia ischemica cardiaca (CHD), diabete mellito (DM) e LDL >100, con almeno 2 fattori di rischio e LDL ≥ 130 mg/dl e infine, con < 2 fattori di rischio e LDL ≥ 160 mg/dl (A). Per diversi pazienti asintomatici è sufficiente un programma dietetico associato ad esercizio fisico. I presidi sono:
- Step I e II della dieta dell'American Heart Association *(livello A)*
- Esercizio aerobico *(livello A)*. Riduce le VLDL e in minor misura le LDL, incrementa le HDL, riduce la pressione arteriosa e la resistenza all'insulina, favorisce le funzioni cardiovascolari.
- Calo ponderale se sovrappeso *(livello C)*
- Multivitamine con folati *(livello A)*
- Aspirina in prevenzione primaria *(livello A)*
- Supplementi nutrizionali di B-sitosterolo e sitostanolo esteri (Control e/o Benecol margarine) *(livello A)*, Fibre, acidi grassi ω3 (pesce), acido linolenico (soia, semi di lino, olio di cannella).
- Cessazione del fumo *(livello B)*. Nel 5-10% c'è incremento dell'HDL-C.
- Cessazione dell'abitudine alcolica *(livello A)*.
Prima di iniziare la terapia medica bisogna attendere 3 - 6 mesi dall'instaurazione della dieta e per un tempo maggiore se il profilo lipidico migliora senza aver raggiunto il valore soglia. Per la prevenzione secondaria di eventi cardiovascolari ricorrenti la terapia non farmacologica è indicata, senza implicare il differimento di un'appropriata farmacoterapia.

Tabella 4. Il cambiamento dello stile di vita

- riduzione dei grassi saturi (< 7% delle calorie totali) e del colesterolo (< 200 mg/die) (prevedibili variazioni delle LDL dopo 6 settimane).

- stanoli/steroli (2 g/die) per ridurre le LDL e aumento di fibre (10-25 g/die)

- riduzione del peso

- incremento dell'attività fisica

Tabella 5. Dieta

Dieta dell'American Heart Association

- *grassi saturi* < 10 % (step I), < 7 % (step II) delle calorie totali

- *grassi polinsaturi* < 10 % delle calorie totali (step I e II)

- *grassi monoinsaturi* entro il 5-15 % delle calorie totali (step I e II)

- *grassi totali* < 30 % delle calorie totali (step I e II)

- *carboidrati* entro il 50-70 % delle calorie totali con carboidrati complessi (vegetali, frutta, grano) (Step I e II)

- *fibre* 20-30 g/die

- *proteine* 10-20 % delle calorie

- *colesterolo* < 300 mg/die

- *bilancio energetico* prevenendo l'incremento ponderale con moderata attività fisica di 200 kcal/die

---

Nota: lo step II è indicato nel caso di coronaropatia o di fallimento dello step I.

Evidenze
Sono disponibili tre linee guida:
- Veterans Health Administration, Department of Defense. VHA/DoD *Clinical Practice Guideline for the Management of Dyslipidemia in Primary Care* (2001)Washington (DC): Veterans Health Administration, Department of Defense; VHA/DoD Clinical Practice Guideline for the Management of Dyslipidemia in Primary Care, disponibile on-line sul sito www.guideline.gov
- *AACE Medical Guidelines for Clinical Practice for the Diagnosis and Treatment of Dyslipidemia and Prevention of Atherogenesis.* American Association of Clinical Endocrinologists (2000) AACE medical guidelines for clinical practice for the diagnosis and treatment of dyslipidemia and prevention of atherogenesis. Endocr Pract 6(2):162-213, disponibile on-line sul sito www.guideline.gov
- National Heart and Blood Institute 2001 (update 2004) Third report of the National Cholesterol Education Program (NCEP) *Expert Panel on Detection, Evaluation, and Treatment of High Blood Cholesterol in Adults* (Adult Treatment Panel III) (2001) Third report of the National Cholesterol Education Program (NCEP) Expert Panel on Detection, Evaluation, and Treatment of High Blood Cholesterol in Adults (Adult Treatment Panel III). Bethesda (MD): U.S. Department of Health and Human Services, Public Health Service, National Institutes of Health, National Heart, Lung and Blood Institute, disponibile on-line sul sito www.guideline.gov

QUESITO N 7-   QUALI SONO I PIÙ EFFICACI PRESIDI FARMACOLOGICI?

Le statine sono di prima scelta nella prevenzione secondaria e primaria degli individui ad alto rischio che presentino profilo LDL-C sotto il *target* con misure non farmacologiche.

Infatti i pazienti con fattori di rischio Coronary Heart Diseases (CHD) hanno un decremento del 30 % di futuri eventi coronarici senza effetti sulla mortalità, mentre quelli con storia CHD (inclusi IMA ed angina instabile) hanno un decremento della mortalità per coronaropatia *(livello A)*. Gli altri presidi riducono gli eventi CHD e la progressione angiografica, ma hanno un minimo impatto sulla mortalità totale. La terapia combinata può migliorare gli *outcomes*, ma anche incrementare il rischio di miopatia. La statina riduce la mortalità e il numero di eventi coronarici (CHD) e cardiovascolari (CVD) anche nei pazienti con LDL < 100 mg/dl *(livello A)*[7].

Sebbene si constati un effetto favorevole sul profilo lipidico, la terapia ormonale sostitutiva non viene raccomandata nel trattamento delle iperlipidemie, poiché recenti studi (WHI e HERS II) non hanno rilevato evidenze circa effetti cardioprotettivi primari e secondari. La terapia estrogenica orale, infine, può incrementare i livelli di trigliceridi e non è consigliata in postmenopausa.

Evidenze:

Sono disponibili 2 linee guida (livello A):

- *AACE Medical Guidelines for Clinical Practice for the Diagnosis and Treatment of Dyslipidemia and Prevention of Atherogenesis* (2000) American Association of Clinical Endocrinologists. AACE Medical Guidelines for Clinical Practice for the Diagnosis and Treatment of Dyslipidemia and Prevention of Atherogenesis. Endocr Pract 6(2):162-213, disponibile on-line sul sito www.guideline.gov

- National Heart Long and Blood Institute (2001) update 2004. Third report of the National Cholesterol Education Program (NCEP) *Expert Panel on Detection, Evaluation, and Treatment of High Blood Cholesterol in Adults* (Adult Treatment Panel III) (2001) Third report of the National Cholesterol Education Program (NCEP) Expert Panel on Detection, Evaluation, and Treatment of High Blood Cholesterol in Adults (Adult Treatment Panel III). Bethesda (MD): U.S. Department of Health and Human Services, Public Health Service, National Institutes of Health, National Heart, Lung and Blood Institute, disponibile on-line sul sito www.guideline.gov

---

[7] La media dei valori lipidici ottenuti dopo statina è LDL-C 112 mg\dl (98-118) e HDL C 33 mg\dl.

QUESITO N 8 - QUAL È IL *FOLLOW-UP* CONSIGLIATO NEI PAZIENTI IN TRATTAMENTO PER DISLIPIDEMIA?

La risposta alla terapia deve essere ottenuta dopo 6 settimane, altrimenti va intensificata la terapia per la riduzione di LDL-C o incrementando la statina o associandola ad acido nicotinico o acidi. biliari. Dopo 12 settimane di terapia senza esiti è opportuno rivolgersi ad uno specialista.

L'iniziale risposta favorevole potrebbe non mantenersi per l'aumento di CT e LDL-C correlato all'età. In particolare l'assetto lipidico andrebbe valutato a 3-6 mesi dallo step 1 e 2 della dieta ed a 1 mese dalla farmacoterapia, mentre gli aggiustamenti della dose andrebbero effettuati a 4-6 settimane di intervallo. Necessario il monitoraggio di *ALT e CPK* nei sottoposti a statina e di *ALT, glicemia ed uricemia* in coloro che assumono niacina.

Il *follow-up*, da effettuare ogni anno[8], include valutazione di aderenza alla terapia, esami di laboratorio (assetto lipidico, AST, ALT, CPK, glicemia uricemia), valutazione delle cause di iperlipidemia secondaria, aggiustamenti farmacologici se necessari, rafforzamento di misure aggiuntive, considerazione dell'opportunità di uno specialista.

Cambiamenti del *follow-up* si impongono per DM non più compensato, assunzione di un nuovo farmaco iperlipemizzante, cambiamento dello stato cardiovascolare, incremento ponderale, alterazione dell'assetto lipidico all'ultimo controllo, identificazione di un nuovo fattore di rischio.

Evidenze

Sono disponibili 2 linee guida (livello A):
- AACE medical guidelines for clinical practice for the diagnosis and treatment of dyslipidemia and prevention of atherogenesis, American Association of Clinical Endocrinologists (2000). AACE medical guidelines for clinical practice for the diagnosis and treatment of dyslipidemia and prevention of atherogenesis. Endocr Pract 6(2):162-213
- National Heart Lung and Blood Institute 2001 (update 2004) Third report of the National Cholesterol Education Program (NCEP) Expert Panel on Detection, Evaluation, and Treatment of High Blood Cholesterol in Adults (Adult Treatment Panel III) (2001).Third report of the National Cholesterol Education Program (NCEP) Expert Panel on Detection, Evaluation, and Treatment of High Blood Cholesterol in Adults (Adult Treatment Panel III). Bethesda (MD): U.S. Department of Health and Human Services, Public Health Service, National Institutes of Health, National Heart, Lung and Blood Institute, disponibile on-line sul sito www.guideline.gov.

[8]Secondo alcune linee guida ogni 6 mesi.

Per ogni indicazione è stata riportata:

- la citazione bibliografica di riferimento
- la forza della evidenza posseduta dalla raccomandazione utilizzando il seguente schema:

  Livello di evidenza A: indicazione derivante da una revisione sistematica o da almeno un trial clinico controllato randomizzato

  Livello di evidenza B: indicazione derivante da studi di coorte

  Livello di evidenza C: indicazione derivante da studi tipo case report o serie di casi

  Indicazione basata sul consenso: indicazione derivante dal consenso di esperti

Appendice

Appendice 1 - Fattori di rischio maggiori per CHD che modificano il target LDL

1. Bassi livelli di HDL-C (<40 mg/dl)
2. Età avanzata (M> 45 anni, F > 55 anni o in menopausa con età < 40 anni senza terapia sostitutiva)
3. Alti livelli pressori (Pas ≥ 140 mm Hg o Pad ≥ 90 mm Hg in più di un'occasione o corrente terapia antipertensiva)
4. Abitudine tabagica
5. Storia familiare di coronaropatia prematura; IMA o morte cardiaca improvvisa prima dei 55 anni nel padre o altro parente maschio di primo grado o prima dei 65 nella madre o in altro parente femmina di primo grado.

Appendice 2 - Gestione terapeutica successiva all'individuazione del target lipidico

Linee guida NCEP III
CHD nota
LDL-C basale ≥ 100 mg/dl : Dieta, esercizio fisico, considerare i farmaci
LDL-C ≥ 130 mg/dl: Dieta/esercizio + farmaci

DM (senza CHD nota)
LDL-C basale ≥ 100 mg/dl : Dieta, esercizio fisico, considerare i farmaci
LDL-C ≥ 130 mg/dl: Dieta/esercizio + farmaci

Non CHD, ma > 2 fattori di rischio
LDL-C basale ≥ 100 mg/dl: non trattamento
LDL-C basale ≥ 130 mg/dl: dieta/esercizio fisico
LDL-C basale ≥ 160 mg/dl: dieta/esercizio + farmaci
Le linee guida NCEP considerano, quale bersaglio, ≥ 130 per rischio a 10 anni del 10-20 % e ≥ 160 per rischio < 10 %.

Non CHD, ma < 2 fattori di rischio
LDL-C ≥ 130 mg/dl: non trattamento
LDL-C ≥ 160 mg/dl: Dieta/esercizio
LDL-C basale ≥ 190 mg/dl: Dieta/esercizio + farmaci
Non è necessario il calcolo del rischio, poiché comunque < 10 %.

Appendice 3 - Calcolo del rischio secondo lo score Framingham

Tabella 1.

Età	Punti				
	20-39	40-49	50-59	60-69	70-79
Non fumatore	0	0	0	0	0
Fumatore maschio	8	5	3	1	1
Fumatrice femmina	9	7	4	2	1

Tabella 2.

Pressione sistolica	Punti			
	Non trattata		Trattata	
	Maschio	Femmina	Maschio	Femmina
<120	0	0	0	0
120-129	0	1	1	3
130-139	1	2	2	4
140-159	1	3	2	5
≥ 160	2	4	3	6

Tabella 3.

HDL	Punti
≥ 60	-1
50-59	0
40-49	1
<40	2

Tabella 4.

Età	Punti	
	Maschio	Femmina
20-34	-9	-7
35-39	-4	-3
40-44	0	0
45-49	3	3
50-54	6	6
55-59	8	8
60-64	10	10
65-69	11	12
70-74	12	14
75-79	13	16

Tabella 5.

Età					Punti					
	20-39		40-49		50-59		60-69		70-79	
Colesterolo totale	M	F	M	F	M	F	M	F	M	F
< 160	0	0	0	0	0	0	0	0	0	0
160-199	4	4	3	3	2	2	1	1	0	1
200-239	7	8	5	6	3	4	1	2	0	1
240-279	9	11	6	8	4	5	2	3	1	2
> 280	11	13	8	10	5	7	3	4	1	2

Tabella 6.

Tabella 1+2+3+4+5	10 – Rischio età %	
Punti totali	Maschio	Femmina
< 0	< 1	< 1
0	1	<1
1	1	<1
2	1	<1
3	1	<1
4	1	<1
5	2	<1
6	3	<1
7	4	<1
8	4	<1
9	5	1
10	6	1
11	8	1
12	10	1
13	12	2
14	16	2
15	20	3
16	25	4
17	>30	5
18	>30	6
19	>30	8
20	>30	11
21	>30	14
22	>30	17
23	>30	22
24	>30	27
>25	>30	> 30

6° Seminario

Infezioni delle vie urinarie

FABIO MASCELLA

Introduzione

Le infezioni delle vie urinarie rappresentano una delle più comuni cause di morbilità nella popolazione generale, soprattutto nel sesso femminile: è stato calcolato infatti che circa il 50% delle donne nel corso della sua vita soffrirà di un'infezione sintomatica delle vie urinarie[1,2] e di queste almeno il 20% accuserà una recidiva[3].

Le infezioni delle vie urinarie possono essere classificate in:

1. Cistite acuta
   - complicata
   - non complicata
2. Pielonefrite acuta
   - complicata
   - non complicata
3. Batteriuria asintomatica

Vengono definite complicate quando insorgono in persone che presentano un fattore anatomico, funzionale o farmacologico predisponente allo sviluppo di un'infezione persistente: diabete, gravidanza, utilizzo di farmaci immunosoppressivi, anomalie conosciute delle vie urinarie, recente ospedalizzazione o cateterizzazione.

Nel corso di questi ultimi anni, grazie al significativo numero di studi pubblicati in letteratura, si è assistito ad un crescente sviluppo di conoscenze sul corretto approccio clinico-terapeutico da adottare nei confronti di queste problematiche.

---

[1]Managing urinary tract infection in women (1998). *Drug & Therapeutics Bulletin*; 36: 30-32
[2]Urinary tract infection (1995). *MeRec Bulletin*; 6: Vol 8
[3]Antibiotic failure in the treatment of urinary tract infections in young women (2001). *Journal of antimicrobial chemotherapy*; 48: 895-901.

Scopo dell'approfondimento è di raggruppare le informazioni presenti su questo argomento, utilizzando le indicazioni fornite dai documenti di editoria secondaria di migliore qualità disponibili.

Formulazione quesiti

1. È sempre indicato eseguire un'urinocoltura nelle donne sintomatiche per infezioni delle vie urinarie?
2. Qual è il corretto approccio terapeutico nei confronti delle infezioni non complicate delle vie urinarie delle giovani donne?
3. Qual è il corretto approccio diagnostico-terapeutico nei confronti delle infezioni complicate delle vie urinarie delle giovani donne?
4. Nella donne anziane il trattamento delle infezioni delle vie urinarie deve essere condotto diversamente rispetto alle giovani donne?
5. Qual è il corretto approccio terapeutico nei confronti della batteriuria asintomatica?
6. Qual è il corretto approccio terapeutico nei confronti delle infezioni recidivanti delle vie urinarie?
7. Qual è il corretto approccio terapeutico delle infezioni delle vie urinarie nell'uomo?

Materiali e metodi

1. Strategia di ricerca delle evidenze

La ricerca dei documenti è stata condotta esplorando le principali fonti di studi integrativi alla ricerca di linee guida o revisioni sistematiche pertinenti alla risoluzione dei quesiti sopra riportati; in particolare sono state esplorate le fonti qui elencate:

- Banca dati di linee guida dell'ICSI *(Institute for Clinical Systems Improvement)* - www.icsi.org
- Banca dati di linee guida del SIGN *(Scottish Intercollegiate Guideline Network)* - www.sign.ac.uk
- Banca dati di linee guida del NCG *(National Clearinghouse Guideline)* - www.guideline.gov
- Linee guida inserite nel PNLG *(Programma Nazionale Linee Guida)* - www.pnlg.it
- Banca dati di linee guida del AHRQ *(Agency for Healthcare Research and Quality)* - www.ahcpr.gov
- Banca dati di linee guida del NELH *(National Electronic Library for Health)* - www.nelh.nhs.uk

- Banca dati di linee guida pubblicate da eCMAJ *(eCanadian Medical Association Journal)* - www.cmaj.ca
- Banca dati di linee guida pubblicate da NICE *(National Institute for Clinical Excellence)* - www.nice.org.uk
- Banca dati di linee guida pubblicate da *American Academy of Family physician-* www.aafp.org
- Revisioni sistematiche prodotte dalla *Cochrane Library* – www.cochrane.org
- Banca dati di revisioni sistematiche DARE *(Database of Abstracts of Reviews of Effects)* del Center for Reviews and Dissemination – www.york.ac.uk

2. Selezione e valutazione metodologica degli studi

La selezione degli studi è stata effettuata attraverso una prima valutazione della pertinenza del titolo del documento all'argomento considerato, quando ciò non era possibile dalla lettura dell'intero documento. In particolare sono state considerate pertinenti tutte le linee guide e le revisioni sistematiche che rispondevano a quesiti di tipo clinico.

Le linee guida così reperite sono stati sottoposte successivamente a valutazione metodologica utilizzando la griglia di valutazione AGREE *(Appraisal of Guidelines Research & Evaluation)* prodotta dalla AGREE Collaboration e disponibile on-line al sito: www.agreecollaboration.org.

Le revisioni sistematiche sono state invece valutate dal punto di vista metodologico seguendo le indicazioni fornite dalle *User Guide to the Medical Letterature* pubblicate su JAMA 1996; 272:1367-71.

Sono stati selezionati solo i documenti che superavano un punteggio minimo.

3. Sintesi dei dati

Per ogni indicazione è stata riportata:
- la citazione bibliografica di riferimento
- la forza della evidenza posseduta dalla raccomandazione, utilizzando il seguente schema:

Livello di evidenza A: indicazione derivante da una revisione sistematica o da almeno un trial clinico controllato randomizzato

Livello di evidenza B: indicazione derivante da studi di coorte

Livello di evidenza C: indicazione derivante da studi di tipo *case report* o serie di casi

Indicazione basata sul consenso: indicazione derivante dal consenso di esperti.

Quando dai documenti reperiti non è stato possibile identificare con chiarezza l'efficacia di un intervento, questo è stato comunque riportato nei risultati come area grigia della ricerca.

Risultati

QUESITO N. 1 - È SEMPRE INDICATO ESEGUIRE UN'URINOCOLTURA NELLE DONNE SINTOMATICHE PER INFEZIONE DELLE VIE URINARIE?

Per porre diagnosi di infezione delle basse vie urinarie nelle donne è sufficiente la clinica, che si caratterizza essenzialmente per i seguenti sintomi:
- disuria
- pollachiuria
- urgenza minzionale

Pur non essendoci pareri uniformi al riguardo, alcuni ricercatori ritengono che questi sintomi tipici debbano essere corroborati dal riscontro all'esame urine standard di batteriuria o di leucocituria.

Il limitato numero di patogeni responsabili di questo tipo di infezioni (80-90% *Escherichia coli*, 10-20% *Staphylococcus saprophyticus* e 5% da altre *Enterobatteriacee* o *Enterococchi*), associato al simile spettro di sensibilità antibiotica, non rende utile l'esecuzione dell'urinocoltura in questo tipo di infezioni.

L'esame colturale delle urine trova invece indicazione nei seguenti casi:
- fattori complicanti associati
- infezioni recidivanti delle vie urinarie
- dolore al fianco e febbre elevata (sintomi che spingono verso l'ipotesi diagnostica di pielonefrite)
- gravidanza
- presenza di catetere

Queste condizioni cliniche richiedono l'esecuzione dell'urinocoltura perché possono essere determinate da batteri resistenti alla terapia antibiotica standard.

Evidenze
Sono disponibili due linee guida (tutte le indicazioni formulate sono tratte dal consenso dalle due associazioni).
- *Uncomplicated Urinary Tract Infection in women* (2002), disponibile online sul sito dell'*Institute for Clinical Systems Improvement* all'indirizzo: www.icsi.org
- *Urinary Tract Infections in Adults* (1999), disponibile online sul sito della American Family Physician" all'indirizzo: www.aafp.org

QUESITO N. 2 - QUAL È IL CORRETTO APPROCCIO TERAPEUTICO NEI CONFRONTI DELLE INFEZIONI NON COMPLICATE DELLE VIE URINARIE NELLE GIOVANI DONNE?

1. Infezioni delle basse vie urinarie (cistite)

Esistono diversi schemi terapeutici che vengono raccomandati in questo tipo di infezioni; il primo, fra quelli successivamente citati, possiede però il miglior rapporto costo-efficacia. Questo risultato deriva essenzialmente dal minor costo economico del principio attivo e dal fatto che tutte le molecole considerate hanno dimostrato nell'eradicazione di queste infezioni un'efficacia pressoché sovrapponibile.

Un elemento che può essere comunque opportuno considerare è che tutti gli studi da cui sono state tratte queste raccomandazioni sono stati condotti su pazienti anglosassoni; non sono disponibili quindi informazioni riguardanti la tollerabilità dei diversi composti nella popolazione italiana, che potrebbe differire da quella anglosassone.

Gli schemi terapeutici raccomandati sono presentati nella Tab.1:

Tabella 1. Schema terapeutico raccomandato nelle infezioni non complicate delle basse vie urinarie nelle giovani donne

Principio attivo e posologia	Durata trattamento
Trimetoprim-sulfametoxazolo: 1 cp x 2 /die	tre giorni
Fluorochinolone (riportati alcuni esempi, la scelta è caduta in base all'utilizzo del farmaco negli studi considerati nelle linee guida):	
- *ciprofloxacina* 250 mg x 2/die	tre giorni
- *norfloxacina* 400 mg x 2/die	tre giorni
- *ofloxacina* 200 mg x 2/die	tre giorni

Evidenze
Sono disponibili due linee guida (Livello di evidenza A per tutte le raccomandazioni).
- *Uncomplicated Urinary Tract Infection in women*, (2002), disponibile online sul sito dell'*Institute for Clinical Systems Improvement* all'indirizzo: www.icsi.org
- *Urinary Tract Infections in Adults*, (1999), disponibile online sul sito della American Family Physician" all'indirizzo: www.aafp.org

Area grigia
La fosfomicina prescritta in una unica sommistrazione da 3 g sembra essere leggermente meno efficace e gravata da più effetti collaterali rispetto ai presidi sopra menzionati.

continua —→

continua Quesito n. 2

---

2. Infezioni delle alte vie urinarie (Pielonefrite)

Come precedentemente ricordato, nel sospetto clinico di una pielonefrite è indicato eseguire un'urinocultura; mentre si attende il risultato di questo esame, che suggerirà la precisa strategia terapeutica (antibiogramma del battere isolato), è indicato iniziare una trattamento antibiotico empirico con gli stessi presidi terapeutici utilizzati nelle infezioni delle basse vie urinarie: Trimetoprim-sulfametoxazolo oppure Fluorochinolonici.

La terapia antibiotica deve però essere protratta per 14 giorni.

Evidenze

Sono disponibili due linee guida *(livello di evidenza A* per tutte le raccomandazioni).
- *Urinary Tract Infections in Adults* (1999), disponibile online sul sito della *American Family Physician* all'indirizzo: www.aafp.org
- *Guideline for Antimicrobial Treatment of Uncomplicated Acute Bacterial Cystitis and Acute Pyelonephritis in Women* (1999), disponibile online sul sito della IDSA *Infection Disease Society of America*, all'indirizzo: www.idsociety.org

Aree grigie

Alcuni ricercatori ritengono più appropriato limitare il trattamento ai soli fluorochinolonici

---

Quesito n. 3 - Qual è il corretto approccio diagnostico-terapeutico nei confronti delle infezioni complicate delle vie urinarie nelle giovani donne?

Le infezioni complicate delle vie urinarie richiedono invece maggiori cautele per la possibile insorgenza di infezioni persistenti che possono determinare inconvenienti anche severi per chi ne soffre.

È indicato eseguire un esame colturale delle urine sia prima di intraprendere un'adeguata terapia antibiotica empirica, preliminare a quella guidata dall'antibiogramma, che 10-14 giorni dopo il termine della terapia stessa. Questa ultima accortezza è necessaria al fine di verificare l'eradicazione dell'infezione. Anche in questo caso i principi attivi consigliati sono quelli utilizzati nelle infezioni non complicate delle vie urinarie, con una maggiore predilezione nei confronti dei fluorochinolonici somministrati per bocca. Solo qualora la persona assistita non fosse in grado di assumere farmaci per bocca o richiedesse l'ospedalizzazione per le scadute condizioni generali, si può ricorrere ad un trattamento parenterale con uno dei seguenti antibiotici: ceftazidime, cefepime, aztreonam, imipenem-cilastatina o la combinazione di una penicillina con attività antipseudomonas (piperacillina, ticarcillina) con un amminoglicoside.

Evidenze:
È disponibile una linea guida (indicazioni basate sul consenso):
- *Urinary tract infections in Adults* (1999), disponibile online sul sito della *American Family Physician* all'indirizzo: www.aafp.org

---

Quesito N. 4 - Nella donne anziane il trattamento delle infezioni non complicate delle vie urinarie deve essere condotto diversamente rispetto alle giovani?

Il trattamento non si discosta da quello riservato alle giovani donne. Studi hanno dimostrato analoga efficacia fra cicli brevi (3 giorni) e cicli lunghi di terapia (3-14 giorni).

Evidenze
È disponibile una revisione sistematica (*livello di evidenza A*)
- The Cochrane Library, Issue 4, 2003. Antibiotic Duration for Treating Uncomplicated, Symptomatic Lower Urinary Tract Infections in Elderly Women.

Aree grigie
- A causa dell'eterogeneicità degli studi la durata ottimale del trattamento non può essere determinata.
- Non viene riportato se esistono indicazioni alla terapia ormonale locale come profilassi alle infezioni delle vie urinarie.

QUESITO N. 5 - QUAL È IL CORRETTO APPROCCIO TERAPEUTICO NEI CONFRONTI DELLA BATTERIURIA ASINTOMATICA?

La batteriuria asintomatica non richiede una cura particolare: il trattamento aggressivo di questa condizione non ha dimostrato infatti efficacia nel contenere il rischio di complicanze connesse all'infezione né la mortalità complessiva.

La batteriuria asintomatica va trattata solo in tre situazioni particolari:
- donna in gravidanza
- soggetti che si devono sottoporre a manovre invasive a livello delle vie urinarie
- persone con trapianto renale.

Nella donna in gravidanza infatti il trattamento di questa condizione è risultato efficace nel ridurre il rischio di pielonefrite, dimostrando inoltre alcuni benefici, in realtà ancora non chiaramente confermati, su una apparente riduzione nella frequenza delle nascite pretermine. La precisa durata di questo trattamento non risulta però ben definita a causa dei pochi studi presenti al riguardo; l'antibiotico che spesso viene consigliato è l'amoxicillina, ma la crescente resistenza nei confronti di questo farmaco rende opportuno un trattamento guidato dall'antibiogramma. (*Attenzione: fluorochinolonici e tetracicline sono controindicati in gravidanza*)

Il trattamento della batteriuria asintomatica è indicato inoltre nei soggetti che si devono sottoporre a manovre invasive sulle vie urinarie, per la possibile disseminazione batterica durante la procedura, e nelle persone con trapianto renale per il rischio aumentato di complicanze severe.

Evidenze
È disponibile una linea guida: (livello di evidenza B)
- *Urinary tract infections in Adults* (1999), disponibile online sul sito della *American Family Physician* all'indirizzo: www.aafp.org, e due revisioni sistematiche per il trattamento della batteriuria asintomatica nella donna in gravidanza (*livello di evidenza A*):
- The Cochrane Library, Issue 3, 2004. Antibiotic for Asyntomatic Bacteriuria in Pregnancy.
- The Cochrane Library, Issue 3, 2004. Duration of Treatment for Asymptomatic Bacteriuria During Pregnancy.

Area grigia
Non è chiaro se esista indicazione al trattamento in caso di fattori complicanti associati: diabete, immunodepressione, ecc.

Si definiscono recidivanti le infezioni delle vie urinarie che insorgono almeno tre volte in un anno; di solito non sono associate ad anomalie anatomiche quindi non è richiesto lo studio morfologico delle vie urinarie.

È opportuno invece eseguire un'urinocoltura perché consente di differenziare fra *ricaduta* (infezione determinata dallo stesso microrganismo) e *recidiva* (infezione determinata da microrganismi differenti). La necessità di differenziare queste due condizioni risiede nel diverso atteggiamento terapeutico da adottare: in caso di infezioni determinate dallo stesso battere infatti è necessario impostare una prolungata terapia antibiotica e deve essere considerata anche la possibilità di condurre accertamenti diagnostici aggiuntivi (cistografia minzionale, urografia, ecografia vie urinarie); ovviamente la ripetizione dell'urinocoltura non è necessaria in tutte le fasi sintomatiche.

Nel caso di infezioni urinarie recidivanti vengono invece consigliati differenti schemi profilattici:

1. Profilassi giornaliera continua con uno dei seguenti farmaci: Trimetoprim-sulfametoxazolo (80/400 mg/die); Norflotacina (400 mg/die) (riportati meno effetti collaterali); nitrofurantoina (100 mg/die), cefacloro (250 mg/die)

2. Profilassi post-coito con ciprofloxacina 125 mg entro un'ora dal rapporto.

Questi trattamenti, protratti per 6-12 mesi, hanno dimostrato la capacità di ridurre in maniera analogamente efficace il numero delle recidive. Purtroppo il 40-60% delle donne accusa una recidiva nei sei mesi successivi alla cessazione della profilassi. La terapia profilattica è stata protratta fino a cinque anni senza dimostrare un incremento della resistenza batterica agli antibiotici utilizzati.

Evidenze

È disponibile una revisione sistematica (*livello di evidenza A*):
- The Cochrane Library, Issue 3, 2004. Antibiotic for Preventing Urinary Tract Infection in Non-pregnant Women.

e una linea guida:
- *Urinary tract infections in Adults* (1999), disponibile online sul sito della *American Family Physician* all'indirizzo: www.aafp.org

QUESITO N. 7 - QUAL È IL CORRETTO APPROCCIO TERAPEUTICO DELLE INFEZIONI DELLE VIE URINARIE NELL'UOMO?

Nell'uomo le infezioni delle vie urinarie sono meno frequenti e di solito insorgono negli anziani con problemi prostatici, oppure occasionalmente in caso di esecuzione di rapporti sessuali anali e in soggetti che non sono circoncisi.

In tutti gli uomini con sintomi riconducibili ad infezioni delle vie urinarie è indicato eseguire l'urinocoltura. I presidi antibiotici che vengono consigliati sono quelli visti in precedenza, ma in questo caso la terapia deve essere protratta per sette giorni.

Opportuno è inoltre valutare la presenza di una prostatite associata, perché la terapia antibiotica in questo caso deve essere continuata per 6-12 settimane. È indicato inoltre eseguire una valutazione urologica in tutti i maschi che presentino:
- infezioni recidivanti alle vie urinarie
- adolescenti
- segni di pielonefrite

Evidenze
È disponibile una linea guida (indicazioni tratte dal consenso):
- *Urinary tract infections in Adults* (1999) disponibile online sul sito della *American Family Physician* all'indirizzo: www.aafp.org

Aree grigie
Esistono pareri discordanti sulla necessità di effettuare una valutazione urologica in tutti i maschi con IVU.

Conclusioni

Nella tabella che segue riportiamo le principali raccomandazioni per la cura delle infezioni alle vie urinarie.

	Condizione clinica	Antibiotico raccomandato	Durata terapia
Femmine	Cistite acuta non complicata	TMP-SMX Fluorochinolonici	3 giorni
	Cistiti ricorrenti	Fluorochinolonici TMP-SMX	Post-coito Continua
	Pielonefrite	TMP-SMX Fluorochinolonici	14 giorni
	Cistite in donne di età avanzata	TMP-SMX Fluorochinolonici	3-6 giorni
	Batteriuria asintomatica		Nessun trattamento
	Batteriuria asintomatica gravidanza	Amoxicillina, cefalosporine, nitrofurantoina	7 giorni
Maschi	Cistite non complicata	TMP-SMX Fluorochinolonici	7 giorni
	Pielonefrite	TMP-SMX Fluorochinolonici	14 giorni
	IVU complicata	TMP-SMX Fluorochinolonici	14 giorni

7° Seminario

Sindromi mielodisplastiche

Loris Pietracci

Introduzione

Le sindromi mielodisplastiche (SMD) rappresentano un gruppo eterogeneo di disordini ematopoietici che colpiscono prevalentemente soggetti anziani (età media 69 anni) e sono accomunati da per un'aumentata eritropoiesi inefficace midollare con citopenia periferica e tendenza alla trasformazione in leucemia mieloide acuta.

Lo scopo di questa trattazione è quello di rispondere, in modo sintetico, a quelle che sono i principali quesiti che ci si può porre in ambiente internistico nella gestione di un soggetto con SMD, attingendo alle migliori evidenze disponibili in letteratura.

Per una più esaustiva trattazione dell'argomento si rimanda alle singole voci della bibliografia.

Formulazione quesiti

1. Come sono classificate le SMD?
2. Come fare diagnosi di SMD?
3. Quali sono i parametri da valutare nella gestione di un soggetto con SMD?
4. Quali sono i principali presidi terapeutici disponibili per il trattamento delle SMD?
5. Quali soggetti non necessitano di trattamento e richiedono esclusivamente di essere osservati nel tempo?
6. I soggetti che non necessitano di trattamento, come devono essere gestiti nel tempo?
7. Quali soggetti sono candidati al trapianto allogenico di cellule staminali?
8. Quali soggetti sono candidati alla chemioterapia?
9. Quali soggetti sono candidati al trapianto autologo di cellule staminali?

10. Nei soggetti non candidabili al trapianto di cellule staminali o alla chemioterapia, può essere consigliato a scopo palliativo un regime terapeutico a basso dosaggio?

11. Quali soggetti sono candidati alla 5-azacytidina od alla decitabina?

12. Quali soggetti sono candidati ad una terapia immunosoppressiva?

13. Quali soggetti sono candidati all'uso dell'eritropoietina ricombinante umana?

14. Quali soggetti sono candidati ai fattori di crescita (G-CSF o GM-CSF) come singola terapia?

15. Quali soggetti sono candidati al danazolo?

16. Quando trasfondere emazie?

17. Quando utilizzare chelanti del ferro?

18. Quando trasfondere piastrine?

19. Come trattare i soggetti con più di 75 anni?

20. Quali altri farmaci abbiamo a disposizione per il trattamento delle SMD?

Metodologia della ricerca

La ricerca dei documenti è stata condotta esplorando le principali fonti mediche di studi integrativi alla ricerca di linee guida o revisioni sistematiche pertinenti alla risoluzione dei quesiti sopra citati. Le linee guida reperite sono state sottoposte a valutazione metodologica utilizzando la griglia di valutazione AGREE (Appraisal of Guidelines Research & Evaluetion) prodotta dalla AGREE Collaboration e disponibile in linea sul sito www.agreecollaboration.org.

Le revisioni sistematiche sono state invece valutate dal punto di vista metodologico seguendo le indicazioni fornite dallo "User Guide to the Medical Letterature" pubblicate su JAMA 1996; 272:1367-71.

Sono state reperite due linee guida che soddisfano i requisiti metodologici sopra citati:
- E.P. Alessandrino et al (2002) *Evidence- and Consensus-Based Practice Guidelines for the Therapy of Primary Myelodysplastic Syndromes. A Statement from the Italian Society of Hematology.* Haematologica 87[suppl 3]:1286-1306. Disponibile online sul sito http://www.haematologica.org/2002_12/1286.htm
- *Guidelines for the Diagnosis and Therapy of Adult Myelodysplastic Syndromes* (2003). Brit J Haemat 120: 187–200

Le principali raccomandazioni sono accompagnate dalla forza dell'evidenza posseduta, secondo lo schema:

Livello di evidenza A: evidenze derivanti da almeno una meta-analisi, revisione sistematica o trial randomizzato ben condotto e applicabile direttamente alla popolazione in studio sottoriportato.

Livello di evidenza B: evidenze derivanti da revisioni sistematiche di elevata qualità; evidenze estrapolate da meta-analisi, revisione sistematica o trial randomizzati ben condotti, non direttamente applicabili alla popolazione di riferimento.

Livello di evidenza C: evidenze derivanti da studi caso-controllo o di coorte ben condotti, direttamente applicabili alla popolazione in studio.

Livello di evidenza D: evidenze derivanti da studi non analitici (*case report*, serie di casi) o da opinioni di esperti.

Dove il livello di evidenza non viene menzionato, i dati sono inerenti a quesiti di *background* estrapolati dalle stesse linee guida o da siti medici attendibili (vedi "altre fonti bibliografiche") od altrimenti da ritenersi di livello D.

Risultati

QUESITO N. 1- COME SONO CLASSIFICATE LE SMD? (vedi Appendice)

- Classificazione FAB (1982)
- Classificazione WHO (1997)

La classificazione FAB rappresenta ancora la classificazione più diffusa ed utilizzata, anche dalle stesse linee guida esaminate.

QUESITO N. 2- COME FARE DIAGNOSI DI SMD?

La diagnosi di sospetto è generalmente clinico-laboratoristica e si basa sulla presenza di una mono-, bi- o tricitopenia in assenza di cause apparenti, generalmente in soggetti anziani.

Un'anemia macrocitica (MCV >100 (m) con livelli di Hb <11g/dl, in assenza di deficit di Vitamina B12 o folati od esposizione a particolari farmaci è spesso il rilievo più comune. Più difficile è il riscontro di piastrinopenia o leucopenia isolate.

La diagnosi di certezza è istologica.

Un prelievo per reticolociti, aptoglobina, Vitamina B12, folati, ferritina, eritropoietina ed HIV, ove clinicamente indicato, può comunque aiutare nella diagnosi differenziale delle SMD.

Nel sospetto di SMD devono essere eseguiti biopsia osteo-midollare ed aspirato midollare per tipizzazione cellulare (conta blasti) e studio citogenetico. Tali procedure possono essere evitate alle persone anziane (>75 anni), nelle quali una diagnosi definitiva di SMD non modificherebbe l'atteggiamento terapeutico o il cui stato di salute controindicherebbe ogni tipo di terapia aggressiva.

QUESITO N. 3 - QUALI SONO I PARAMETRI DA VALUTARE NELLA GESTIONE DI UN SOGGETTO CON SMD?

- età
- severità dell'anemia
- scala prognostica di rischio (IPSS, vedi Appendice 2)
- *performance status* (ECOG, vedi Appendice 3)

QUESITO N. 4 - QUALI SONO I PRINCIPALI PRESIDI TERAPEUTICI DISPONIBILI PER IL TRATTAMENTO DELLE SMD?

- trapianto eterologo di cellule staminali
- trapianto autologo di cellule staminali
- chemioterapia come nella leucemia acuta
- analoghi nucleosidici della pirimidina
- farmaci immunosoppressori
- terapia di supporto (eritropoietina, trasfusioni, fattori di crescita, danazolo)
- altri farmaci

QUESITO N. 5 - QUALI SOGGETTI NON NECESSITANO DI TRATTAMENTO E RICHIEDONO ESCLUSIVAMENTE DI ESSERE OSSERVATI NEL TEMPO?

- pazienti con età > 65 anni, con IPSS basso ed anemia di grado lieve-moderato (Hb>8g/dl)
- pazienti con età < 65 anni, con IPSS basso ed anemia di grado lieve (Hb>10g/dl)
- Pazienti con età > 75 anni
  (*livello di raccomandazione D*)

N.B.: *Tutti i bambini devono essere considerati con IPSS alto e quindi trattati*

QUESITO N. 6 - I SOGGETTI CHE NON NECESSITANO DI TRATTAMENTO, COME DEVONO ESSERE GESTITI NEL TEMPO?

- visita clinica ed esame emocromo-citometrico con formula ogni tre mesi
- esame del midollo osseo per conta dei blasti ed esame citogenetico ogni anno o prima se ci sono segni clinico-laboratoristici di evoluzione
  (*livello di raccomandazione D*)

N.B.: - *obiettivo del follow-up è riconoscere precocemente*
  - *l'aggravarsi dell'anemia*
  - *l'incremento del numero dei blasti circolanti*
  - *la comparsa di alterazioni citogenetiche*

QUESITO N. 7 - QUALI SOGGETTI SONO CANDIDATI AL TRAPIANTO ALLOGENICO DI CELLULE STAMINALI?

Da donatore *consanguineo*:
- Pazienti ≤ 55 anni con IPSS ≥ INT-1, o con IPSS basso rischio se coesistono segni di progressione.
  (*livello di raccomandazione B*)
- Pazienti < 40 anni con IPSS = INT-1, o con IPSS basso rischio se coesistono anemia di grado moderato/severo (Hb<10g/dl) o neutropenia severa, dopo un follow-up di almeno tre mesi.
  (*livello di raccomandazione D*)

Da donatore *non consanguineo*:
- Pazienti < 40 anni con IPSS ≥ INT-1 e *performance status* buono (ECOG 1-2).
  (*livello di raccomandazione D*)

N.B.: - *il trapianto allogenico risulta l'unico trattamento curativo conosciuto*
  - *tutti i pazienti < 55 anni (ed i loro familiari di primo grado), indipendentemente dal performance status e dalla classe di rischio sono candidati alla tipizzazione HLA (livello di raccomandazione D).*
  - *tra i pazienti di età compresa tra 55 e 65 anni, solo quelli con buon performance status (ECOG 1-2) sono candidati alla tipizzazione HLA (livello di raccomandazione D).*
  - *sono raccomandate per l'allotrapianto cellule staminali periferiche (livello di raccomandazione B).*
  - *nei pazienti candidabili alla chemioterapia ad alte dosi, non sembra essere indicato far precedere l'allotrapianto da un ciclo chemioterapico citoriduttivo, fatta eccezione per le SMD in trasformazione acuta. (livello di raccomandazione D)*
  - *sono consigliati regimi di condizionamento con Cy/Busulfano (concentrazione plasmatica di busulfano 600/900 ng/ml) (livello di raccomandazione C).*
  - *non ci sono ancora dati sufficienti per poter consigliare regimi di condizionamento a bassa intensità.*

QUESITO N. 8 - QUALI SOGGETTI SONO CANDIDATI ALLA CHEMIOTERAPIA?

- Pazienti < 55 anni con IPSS ≥ INT-2, non candidati al trapianto di cellule staminali (*livello di raccomandazione A*)
- Pazienti >55 e < 65 anni con IPSS ≥ INT-2 e buon *performance status* (ECOG 0-1) (*livello di raccomandazione D*)
- Pazienti candidati all'allotrapianto, sprovvisti di donatore compatibile

N.B.: - terapia consigliata: ARA-C (dosaggio standard od alte dosi) associata *ad antracicline o fludarabina (livello di raccomandazione B)*
- *non raccomandazioni sull'uso di fattori di crescita o farmaci revartanti in associazione alla chemioterapia (livello di raccomandazione D)*

QUESITO N. 9 - QUALI SOGGETTI SONO CANDIDATI AL TRAPIANTO AUTOLOGO CON CELLULE STAMINALI?

- Soggetti sprovvisti di donatore compatibile, che hanno raggiunto remissione completa dopo chemioterapia (*livello di raccomandazione D*)

N.B.: *È raccomandato un condizionamento mieloablativo (Cy/Busulfano) e l'utilizzo di cellule staminali periferiche (livello di raccomandazione B)*

QUESITO N. 10 - NEI PAZIENTI NON CANDIDABILI AL TRAPIANTO DI CELLULE STAMINALI O ALLA CHEMIOTERAPIA, PUÒ ESSERE CONSIGLIATA A SCOPO PALLIATIVO UN REGIME TERAPEUTICO A BASSO DOSAGGIO?

- L'uso di ARA-C a basse dosi non è raccomandabile per l'alto rischio di mielosoppressione ed il basso tasso di remissioni (*livello di raccomandazione B*)
- Non vi sono ancora evidenze sufficienti per consigliare l'utilizzo del melphalan a basso dosaggio (2mg/die).

QUESITO N. 11- QUALI SOGGETTI SONO CANDIDATI ALLA 5-AZACITIDINA OD ALLA DECITABINA (ANALOGHI NUCLEOSIDICI DELLA PIRIMIDINA INIBENTI L'ATTIVITÀ DELLA DNA-METIL-TRANSFERASI)

- Soggetti < 75 anni con IPSS alto rischio e/o alterazioni clonali cromosomiche, non candidabili al trapianto di cellule staminali, né al trattamento chemioterapico (*livello di raccomandazione B*)

N.B.:   - *sono raccomandati schemi a basso dosaggio (<335mg/m² per ciclo con azacitidina, <130mg/m2 con decitabina) (recente trial: 75 mg/m²/die s.c. di azacitidina per 7 giorni, ogni 4 settimane, per un minimo di 4 cicli - tempo medio di trasformazione in LMA o morte: 21 mesi contro i 13 del gruppo controllo) (livello di raccomandazione C)*
         - *non raccomandazioni sull'uso di un farmaco rispetto all'altro*

QUESITO N. 12 - QUALI SOGGETTI SONO CANDIDATI AD UNA TERAPIA IMMUNOSOPPRESSIVA?

- Soggetti con IPSS ≤ INT-1, eleggibili per terapia, ma non candidabili al trapianto di cellule staminali, né al trattamento chemioterapico, potrebbero essere sottoposti ad un ciclo di immunoglobuline anti-timociti (ATG) (40mg/Kg/die per 4 giorni) od a terapia con ciclosporina-A
  (livello di raccomandazione B)

N.B.:   - *obiettivo della terapia immunosoppressiva è garantire un miglioramento stabile della citopenia e ridurre il fabbisogno trasfusionale*
         - *l'uso di ATG o ciclosporina-A è maggiormente raccomandato nei soggetti con midollo osseo ipoplasico o portatori di HLA-DRB1-15 (livello di raccomandazione A).*
         - *attualmente non vi sono raccomandazioni sul tipo di ATG da utilizzare (cavallo, coniglio), sulla scelta tra ATG e Cy-A o sull'uso di combinazioni di immunosoppressori*

QUESITO N. 13 - QUALI SOGGETTI SONO CANDIDATI ALL'USO DELL'ERITROPOIETINA
RICOMBINANTE UMANA?

- Pazienti con anemia refrattaria (RA) od anemia refrattaria con sideroblasti
(RARS), anemia di grado moderato-severo (Hb<10mg/dl) ed eritropoietina sierica < 200 mU/ml   *(livello di raccomandazione A)*

*N.B.:   -   obiettivo della terapia con eritropoietina è quello di migliorare l'anemia, ridurre
o eliminare il supporto trasfusionale e quindi migliorare la qualità della vita*
-   la dose consigliata è ≥ 10000 U x3/sett   (livello di raccomandazione B)
*-   non ci sono ancora evidenze sufficienti per consigliare l'associazione dell'eri-
tropoietina con i fattori di crescita..*

QUESITO N. 14 - QUALI SOGGETTI SONO CANDIDATI AI FATTORI DI CRESCITA (G-CSF O
GM-CSF) COME SINGOLA TERAPIA?

- La somministrazione giornaliera di G-CSF o GM-CSF nei soggetti con SMD
allo scopo di migliorare il quadro ematologico e rallentare la progressione
di malattia non è raccomandato *(livello di raccomandazione B)*
- Il loro utilizzo in pazienti severamente neutropenici con infezione documentata, non è raccomandato routinariamente, ma deve essere deciso caso
per caso *(livello di raccomandazione D)*

QUESITO N. 15 - QUALI SOGGETTI SONO CANDIDATI AL DANAZOLO ?

- Potrebbe essere utilizzato alla dose di 600mg/die e per un periodo non inferiore a 4 mesi in soggetti con pastrinopenia severa (PLT<50000) e non candidati ad altre terapie *(livello di raccomandazione C)*

*N.B.:   -   se dopo 4 mesi di terapia non si ottiene un incremento delle piastrine (PLT
>100000), la terapia dovrebbe essere sospesa. (livello di raccomandazione D).*
*-   si raccomanda un controllo mensile degli enzimi epatici. (livello di raccomanda-
zione D)*
*-   il danazolo non è raccomandato come terapia per migliorare l'anemia, la leucope-
nia, l'aspettativa di vita o ritardare l'evoluzione verso la trasformazione blastica.
(livello di raccomandazione B)*
*-   non sono disponibili dati sufficienti per consigliare l'uso del danazolo in associa-
zione ad altri farmaci come l'acido retinoico, l'eritropoietina, il prednisone*

QUESITO N. 16- QUANDO TRASFONDERE EMAZIE?

- Dovrebbero essere trasfusi tutti i soggetti con anemia severa (Hb<8g/dl)
- La trasfusione è eccezionalmente indicata in soggetti con anemia di grado lieve (Hb>10g/dl). (*livello di raccomandazione D*)

N.B.: - *la scelta dovrebbe essere guidata dal quadro clinico (sintomi da ridotto apporto di ossigeno?)*
  - *l'emocomponente utilizzato è il concentrato eritrocitario standard*
  - *nei soggetti con ripetute razioni trasfusionali febbrili, non emolitiche, con un continuo fabbisogno trasfusionale, è indicato l'utilizzo di derivati ematici con ridotto numero di leucociti (filtro?). (livello di raccomandazione D)*
  - *nei pazienti appena trapiantati è indicato l'utilizzo di derivati ematici impoveriti di leucociti (emazie irradiate?) (livello di raccomandazione D)*

QUESITO N. 17- QUANDO UTILIZZARE CHELANTI DEL FERRO?

- In pazienti con sopravvivenza attesa superiore a 6 mesi/1 anno, cui siano state trasfuse più di 30 unità di emazie, con ferritina plasmatica >500mcg/l (*livello di raccomandazione* B)
- Terapia consigliata: deferoxamina (desferal) 2g/die (20-40mg/Kg) in infusione continua s.c. per 12 h o 1g due volte al giorno in bolo s.c. per 5gg/sett (*livello di raccomandazione C*)

N.B.: - *la concentrazione di ferritina target è <1000mcg/l*
  - *quando la concentrazione di ferritina scende a <2000mcg/l, utile la riduzione della deferoxamina a <25mg/Kg*
  - *utile il controllo audiometrico ed oftalmologico prima di iniziare il trattamento e successivamente ogni anno*
  - *utile integrazione con Vitamina C 100-200mg/die da un mese dopo l'inizio della terapia con deferoxamina (livello di raccomandazione D)*

QUESITO N. 18- QUANDO TRASFONDERE PIASTRINE?

- Se PLT < 10000/mmc
- Se PLT < 20000/mmc in pazienti con febbre, infezioni o rapido calo della conta piastrinica. (*livello di raccomandazione D*)

QUESITO N. 19 - COME TRATTARE I SOGGETTI CON PIÙ DI 75 ANNI?

- Con terapia di supporto: trasfusioni, eritropoietina o danazolo, secondo le specifiche raccomandazioni. (*livello di raccomandazione* D)

QUESITO N. 20- QUALI ALTRI FARMACI ABBIAMO A DISPOSIZIONE PER IL TRATTAMENTO DELLE SMD?

- topotecan
- thalidomide
- amifostina
- IL-3
- acido retinoico

N.B.:   *non vi sono dati sufficienti in letteratura; dovrebbero essere utilizzati unicamente in trial clinici ben disegnati*

Altre fonti bibliografiche

(2003) *Myelodysplastic Syndromes- Clinical Practice Guidelines in Oncology* – Version 1, 2004, 10/31/03 National Comprehensive Cancer Network, Inc. Disponibile on-line al sito http://www.nccn.org/professionals/physician_gls/PDF/mds.pdf
Myelodysplastic Syndromes (PDQ®): Treatment (last Modified: 12/18/2003) Disponibile on line sul sito del National Cancer Institute all'indirizzo http://cancer.gov/ cancertopics/pdq/treatment/myelodysplastic/healthprofessional/
Hussain I, Saba et al (2001) Myelodysplastic Syndromes in the Elderly. Cancer Control 8(1):79-102
Disponibile on-line sul sito http://www.medscape.com/viewarticle/409029
Myelodysplastic Syndrome, Article by Emmanuel C Besa (Last Updated: July 30, 2004) Disponibile in linea sul sito http://www.emedicine.com/med/topic2695.htm
TheWorld Health Organization (WHO) (2002) classification of the myeloid neoplasms. Blood 100:2292–2302
Disponibile on-line sul sito http://www.bloodjournal.org/cgi/content/full/100/7/2292

Appendice

1. Sindromi mielodisplastiche: confronto fra le classificazioni FAB e WHO*

FAB (1982)	WHO (1997)	
Sindromi mielo displastiche (MDS)	Sindromi displastiche (MDS)	
Anemia refrattaria (RA)	Anemia refrattaria (RA)	
	Citopenia refrattaria con displasia di più linee cellulari (RCMD)	Bi- o pancitopenia con alterazioni displastiche in più del 10% delle cellule di almeno due linee cellulari mieloidi Blasti midollari <5% e blasti di sangue periferico <1% Corpi di Auer assenti Monociti nel sangue <1000/mmc. La RCMD rappresenta circa il 24% dei casi di MDS. La probabilità di evoluzione verso una leucemia acuta è del 11%, mentre la sopravvivenza media è di 33 mesi
Anemia refrattaria con sideroblasti ad anello (RARS)	Anemia refrattaria con sideroblasti ad anello (RARS)	
Anemia refrattaria con eccesso di blasti (RAEB)	Anemia refrattaria con eccesso di blasti (RAEB)	
	Sindrome mielodisplastica, non classificabile (MDS-U)	Citopenia con displasia di una sola linea cellulare (megacariocitaria o granulo- citaria) blasti midollari <5%, blasti in periferia rari o assenti. Corpi di Auer assenti

continua →

continua **Tabella**

FAB (1982)	WHO (1997)	
Sindromi mielo displastiche (MDS)	Sindromi displastiche (MDS)	
	Sindrome mielodisplastica associata a del(5q)	Anomalia citogenetica isolata con delezione del cromosoma 5q. Blasti circolanti e midollari <5%. E' associata ad una più lunga sopravvivenza. Una evoluzione del cariotipo è poco frequente. Se sono presenti ulteriori anomalie citogenetiche, pensare ad un sottotipo cellulare di MDS più aggressivo o ad una evoluzione verso leucemia mieloide acuta.
	Riclassificazione da MDS a:	
Anemia refrattaria con eccesso di blasti in trasformazione (RAEB-t)	**Leucemia mieloide acuta (AML)**	
Leucemia mielomonocitica cronica (CMML)	**Sindrome mielodisplastica/ mieloproliferativa (MDS/MPD)**	

*Tratto da: TheWorld Health Organization (WHO) (2002) Classification of the myeloid neoplasms. Blood, 100:2292-2302, e da: Myelodysplastic Syndromes (PDQ®), pubblicato on-line sul sito del National Cancer Institute.

2. Sistema di punteggio prognostico (IPSS[1]) per le MDS*

Variabili prognostiche	Punteggio				
	0	0,5	1,0	1,5	2,0
Blasti midollari[2] (%)	<5%	5-10		11-20	21-30
Cariotipo[3]	Buono	Intermedio	Sfavorevole		
Citopenia[4]	0/1	2/3			

Categoria di rischio	Punteggio media (anni)	sopravvivenza nc (anni)[5]	Evoluzione in AM
Basso	0	5.7	9.4
Intermedio-1	0.5-1.0	3.5	3.3
Intermedio-2	1.5-2.0	1.2	1.1
Alto	>/= 2.5	0.4	0.2

*Tratto da: Greenberg P, Cox C, LeBeau MM et al (1997) International scoring system for evaluating prognosis in myelodysplastic syndromes. Blood 89:2079-2088, e da Greenberg P et al (1998) Erratum:International scoring system for evaluating prognosis in myelodysplastic syndromes. Blood. 91:1100

---

[1] International Prognosis Scoring System
[2] Pazienti con blasti midollari del 21-30% possono essere considerati sia MDS che AML
[3] Citogenetica: *cariotipo buono* = normale, solo $-Y$, solo del(5q) o solo del(20q); *cariotipo sfavorevole* = ≥3 anomalie o anomalie del cromosoma 7; *cariotipo intermedio* = altre anomalie
[4] Citopenia: neutrofili <1800/mmc, piastrine <100000/mmc, Hb <10g/dl
[5] Periodo entro il quale il 25% dei pazienti appartenenti alla categoria di rischio sviluppa una leucemia mieloide

3. ECOG Performance Status*

Il *performance status* (o stato di validità) viene espresso secondo la scala dell'Eastern Cooperative Oncology Group (ECOG-PS) o quella classica di Karnofsky. L'ECOG-PS è quello adottato dall'Organizzazione Mondiale della sanità (WHO) e, almeno in un largo studio comparativo, si è dimostrato più aderente alla prognosi. Quanto migliore è il *performance status* tanto migliore è la prognosi.

\	\	Stato di validità secondo WHO (o ECOG) e secondo Karnofsky (KPS)
KPS	ECOG-PS*	Descrizione
100 90	0	Capace di condurre una normale attività e una normale vita di relazione, senza alcuna restrizione
80 70	1	Capace di condurre una attività lavorativa leggera, in grado di affrontare cure ambulatoriali
60 50	2	Incapace di compiere una attività lavorativa, capace di accudire a se stesso e di affrontare cure ambulatoriali, in riposo assoluto per meno del 50% delle ore diurne
40 30	3	Limitato nell'accudire alla propria persona, costretto al letto per più del 50% delle ore diurne
20	4	Totalmente costretto al letto, incapace di accudire a se stesso, necessita di continua assistenza

* Tratto da: Oken MM, Creech RH, Tormey DC, Horton J, Davis TE, McFadden ET, Carbone PP (1982) *Toxicity And Response Criteria Of The Eastern Cooperative Oncology Group*. Am J Clin Oncol 5:649-655

8° Seminario

Approccio alla donna con dolore pelvico cronico

Alessandra Pierfederici

Introduzione

Viene definito dolore pelvico cronico (DPC) un dolore non ciclico, della durata di sei o più mesi, localizzato alla pelvi anatomica, ai quadranti inferiori della parete addominale, alla schiena (tratto lombo-sacrale) o alle natiche in grado di causare disabilità funzionale o di richiedere cure mediche.

Il DPC rappresenta una condizione comune nelle donne e spesso pone problemi diagnostici e difficoltà nella gestione terapeutica. Il dolore pelvico viene distinto in viscerale (percepito in maniera diffusa nell'area periombelicale) o somatico (di solito ben localizzato).

Circa il 15-20% delle donne di età compresa tra 18 e 50 anni presentano DPC di durata maggiore ad un anno.

Il DPC viscerale può originare dagli apparati riproduttivo, genito-urinario e gastrointestinale, quello somatico può originare dalle ossa pelviche e dalle strutture muscolo-legamentose. Il DPC può inoltre essere dovuto a problemi psicologici o neurologici.

Uno studio inglese suddivide le cause di DPC in: urinarie 30,8%, gastrointestinali 37,7% e ginecologiche 20,2%. Molte donne con DPC hanno più di una causa giustificante il sintomo; la presenza di cause multisistemiche comporta un dolore di maggiore severità.

Tabella 1. Principali cause di DPC

Forza delle prove relative all'esistenza di una relazione causale	Cause ginecologiche	Cause urologiche	Cause gastrointestinali	Cause muscoloscheletriche	Altro
A	-Endometriosi -Neoplasie -Sindrome dell'ovaio resistente -Sindrome da congestione pelvica -*Pelvic inflammatory disease* (PID) -Salpingite tubercolotica	-Neoplasie della vescica -Cistite interstiziale -Cistite da radiazioni	-Carcinoma del colon -Costipazione -Malattia infiammatoria cronica intestinale -Sindrome dell'intestino irritabile	-Dolore miofasciale della parete addominale (*trigger points*) -Dolore cronico del coccige o del rachide -Postura scorretta -Fibromialgia -Nevralgia ileoipogastrica, ileoinguinale e/o genitofemorale -Mialgia del pavimento pelvico (sindrome piriforme o dell'elevatore dell'ano) -Sindrome del dolore pelvico peri-parto	-Intrappolamento di un nervo cutaneo addominale nella cicatrice chirurgica -Depressione -Disordine di somatizzazione
B	-Aderenze -Cisti benigne -Leiomioma -Cisti peritoneali post operatorie	-Dissinergia del detrusore -Diverticoli uretrali		-Ernia del nucleo polposo -Neoplasia del midollo spinale o dei nervi sacrali	-Malattia celiaca -Disfunzione neurologica -Porfiria -Disturbi del sonno -Herpes zoster
Consenso	-Adenomiosi -Dismenorrea atipica o dolore ovulatorio -Stenosi cervicale -Gravidanza ectopica cronica -Endometrite cronica -Polipi endometriali o cervicali -Dispositivi intrauterini -Prolasso genitale	-Infezione cronica delle vie urinarie -Cistite acuta ricorrente -Uretrite acuta ricorrente -Urolitiasi	-Colite -Ostruzione intestinale intermittente cronica -Malattia diverticolare	-Compressione di vertebre lombari -Malattia degenerativa delle articolazioni -Ernie addominali, inguinali, femorali, di Spigelio -Spondilosi -Strappi muscolari	-Disordine bipolare -Febbre mediterranea familiare

Formulazione quesiti

1. Quando è indicato indagare un dolore pelvico cronico?
2. Qual è il corretto approccio diagnostico nei confronti delle principali cause di dolore pelvico cronico?
3. Quali sono le strategie terapeutiche a disposizione per le principali cause di dolore pelvico cronico?
4. Nelle donne affette da endometriosi quali sono le indicazioni al trattamento e quali strategie sono da preferire?
5. Qual è il corretto approccio terapeutico all'infertilità delle donne affette da endometriosi?

Risultati

QUESITO N. 1 - È SEMPRE INDICATO INDAGARE UN DOLORE PELVICO CRONICO?

È indicato eseguire in tutte le donne con DPC un'attenta anamnesi e l'esame obiettivo; utile inoltre richiedere emocromo, ormone tireostimolante (TSH), esame urine, ricerca del sangue occulto fecale, dosaggio della beta-gonado-tropina corionica (HCG), tamponi genitali per chlamydia e gonococco ed una ecografia pelvica. Sulla base dei risultati ottenuti e dell'eventuale presenza di particolari fattori di rischio, potranno essere effettuati ulteriori accertamenti quali laparoscopia, sigmoidoscopia o cistoscopia.

Sono risultati essere fattori di rischio per lo sviluppo di DPC l'abuso fisico e sessuale, fattori ostetrici-ginecologici come parti recenti o interventi chirurgici a carico dell'apparato riproduttivo (un recente studio caso-controllo suggerisce che il parto cesareo può essere un fattore di rischio per DPC), disordini muscolo-scheletrici dovuti a posture scorrette (ad esempio accentuata lordosi lombare o cifosi toracica), fibromialgia e mialgia del pavimento pelvico.

Non si sono dimostrati fattori di rischio per DPC l'età, la razza, il livello di educazione, lo stato socio-economico. Si è invece osservato che più frequentemente le donne con DPC sono separate o divorziate ed in età riproduttiva.

Evidenze

È disponibile una linea guida: (indicazioni basate sul consenso)

- *Common gynecologic problems: a guide to diagnosis and treatment*, disponibile online sul sito del *National Guideline Clearinghouse* all'indirizzo: www.guideline.gov

---

QUESITO N. 2 - QUAL È IL CORRETTO APPROCCIO DIAGNOSTICO NEI CONFRONTI DELLE PRINCIPALI CAUSE DI DOLORE PELVICO CRONICO?

1. Endometriosi

Clinica: tipicamente il dolore è inizialmente ciclico, esacerbato durante il ciclo e la fase luteinica, ed è presente dispareunia. Molte donne hanno aumento volumetrico degli annessi, stenosi cervicale o dislocazione laterale dell'utero.

Laboratorio: i livelli di CA125 hanno limitato valore come test di *screening* mentre possono essere utili per il *follow-up* delle donne con endometriosi in trattamento *(livello di evidenza A)*. Anche un'altra glicoproteina, il CA19-9, si è dimostrata un potenziale marker per l'endometriosi.

Esami strumentali: la diagnosi è chirurgica (laparoscopia).

L'ecografia transvaginale può confermare la presenza di cisti ovariche ma non è in grado di definire se si tratti di endometriomi *(livello di evidenza B)*.

La RMN permette di caratterizzare le lesioni, di studiare le localizzazioni extraperitoneali ed il contenuto delle masse pelviche mentre non è in grado di visualizzare piccoli impianti ed aderenze *(livello di evidenza B)*.

2. Pelvic inflammatory disease (PID)

La diagnosi di PID si basa solitamente sulla clinica (anche se, per l'ampia variabilità di segni e sintomi che risultano aspecifici e poco sensibili, il valore predittivo positivo di una diagnosi clinica è del 65-90% rispetto a quello di una diagnosi laparoscopica).

Clinica: sono suggestivi per PID i seguenti sintomi/segni: 1) dolore e/o tensione addominale ai quadranti inferiori, 2) dolorabilità alla esplorazione vaginale bimanuale degli annessi e alla mobilizzazione della cervice, 3) dispareunia, 4) sanguinamento irregolare, 5) secrezioni vaginali o cervicali anomale, 6) febbre (>38°C), 7) presenza di leucociti nel secreto vaginale, 8) VES e PCR elevate. Per una diagnosi più attendibile devono essere presenti i primi due criteri in assenza di diagnosi alternative, gli altri sono criteri aggiuntivi che incrementano la specificità.

Laboratorio: la positività dei tamponi genitali per chlamydia e gonococco rafforza la diagnosi di PID (la negatività della ricerca non esclude la diagnosi).

Esami strumentali: la laparoscopia supporta in modo importante la diagnosi di salpingite ma non è giustificata routinariamente, inoltre non è in grado di identificare infiammazioni intratubariche lievi o endometriti.

La biopsia endometriale e l'esame ecografico possono essere utili in caso di difficoltà diagnostiche ma non vi sono attualmente evidenze per un loro uso corrente.

3. Adenomiosi

Clinica: il segno tipico è l'ipermenorrea; vi può essere all'obiettività un utero globoso di dimensioni aumentate.

Esami strumentali: ecografia ed eventuale biopsia del miometrio.

4. Fibromi uterini

Clinica: spesso si associano a sensazione di pressione pelvica, il dolore è presente in caso di degenerazione; obiettivamente può esservi un utero di dimensioni aumentate e mobile.

Esami strumentali: la diagnosi è ecografica.

5. Aderenze

Clinica: oltre alla presenza di dispareunia può esserci dolore alla mobilizzazione della cervice.

Esami strumentali: la diagnosi di certezza è laparoscopica.

6. Cistite interstiziale

Clinica: tipicamente il dolore pelvico aumenta con la replezione vescicale e migliora dopo lo svuotamento. La diagnosi può essere esclusa per volumi di riempimento vescicale > 300 ml o in assenza di minzioni notturne.

Laboratorio: la diagnosi richiede un centro specialistico, e si basa su esame urine, urinocoltura, annotazioni delle minzioni su diario e studio dinamico uroflussi.

Esami strumentali: cistoscopia.

7. Fibriomialgia

Clinica: la malattia è caratterizzata da mialgie diffuse ed astenia non migliorata dal riposo. La diagnosi si pone per la positività di 11/18 *trigger points*

8. Dolore miofasciale

Clinica: il dolore è confinato ad una sola regione anatomica. La diagnosi prevede la riproduzione della sintomatologia algica alla palpazione del punto *trigger*.

9. Sindrome dell'intestino irritabile

Clinica: sono presenti dolore addominale e fastidio alla defecazione, modificazioni di frequenza e consistenza delle feci, gonfiore e distensione addominale. La diagnosi si basa sui criteri di Roma II (Tab. 1). Sintomi suggestivi di diagnosi alternative (*red flags*) sono: dolore o disturbi intestinali notturni, familiarità per cancro gastrointestinale, malattia infiammatoria cronica dell'intestino o malattia celiaca, esordio dei sintomi in persona > 50 anni, perdita di peso, presenza di sangue nelle feci.

10. Cause psicologiche

Clinica: lunga storia di dolore con negatività delle indagini effettuate. Può esserci una storia di abuso sessuale. La diagnosi è di esclusione.

Indagini e trattamenti invasivi dovrebbero essere evitati se già eseguiti in passato con esito negativo.

Tabella 1. Criteri di Roma II per la diagnosi di Sindrome dell'intestino irritabile

Almeno 12 settimane, anche non consecutive, nell'arco di 12 mesi interessate dalla presenza di fastidio o dolore addominale, con due delle tre seguenti caratteristiche:
1) attenuazione della sintomatologia con la defecazione
2) esordio associato con alterata frequenza dell'evacuazione
3) esordio associato a modificazioni dell'aspetto (forma, colore, consistenza) delle feci
I seguenti sintomi non sono essenziali per la diagnosi, ma la loro presenza ne aumenta il sospetto: alterazioni della frequenza (>3 pro/die o < 3 pro/settimana), alterazioni della consistenza in più del 25% delle defecazioni, anomalie delle evacuazioni (tenesmo, urgenza o sensazione di evacuazione incompleta) in più del 25% delle defecazioni.

Evidenze

Sono disponibili due linee guida (evidenze basate sul consenso tranne diversa indicazione):

- Common Gynecologic Problems: a Guide to Diagnosis and Treatment, disponibile online sul sito del National Clearinghouse Guideline all'indirizzo: www.guideline.gov
- The Investigation and Management of Endometriosis, disponibile online sul sito del National Guideline Clearinghouse all'indirizzo: www.guideline.gov

---

QUESITO N. 3 - QUALI SONO LE STRATEGIE TERAPEUTICHE A DISPOSIZIONE PER LE PRINCIPALI FORME DI DOLORE PELVICO CRONICO?

Terapia medica non ormonale

1. I farmaci anti-infiammatori non steroidei (FANS), inclusi gli inibitori delle cox-2, dovrebbero essere presi in considerazione per dolore di grado moderato e sono particolarmente efficaci nella dismenorrea (livello di evidenza A).
2. L'iniezione locale di anestetico nei trigger points miofasciali della parete addominale, della vagina e del sacro può provocare un miglioramento del DPC (livello di evidenza B).
3. Gli analgesici oppioidi possono essere utilizzati in caso di dolore severo (livello di evidenza C).

4. Gli antidepressivi possono essere utili nel trattamento del DPC (*livello di evidenza C*).

Terapia ormonale

1. I contraccettivi orali (CO) combinati dovrebbero essere presi in considerazione quale terapia per ridurre il dolore nella dismenorrea primaria (*livello di evidenza A*).
2. Gli agonisti del *Gonadotropin Releasing Hormone* (GnRH) sono efficaci nell'alleviare il dolore pelvico associato ad endometriosi, sindrome dell'intestino irritabile, sindrome da congestione pelvica o cistite interstiziale. Un trattamento empirico con GnRH senza laparoscopia può essere quindi preso in considerazione quale approccio terapeutico in ambiente specialistico (*livello di evidenza A*).
3. Trial clinici suggeriscono l'efficacia dei progestinici ad alte dosi giornaliere (medrossiprogesterone acetato 30-100 mg/die) nel trattamento del dolore pelvico cronico associato ad endometriosi e sindrome da congestione pelvica (*livello di evidenza A*).

Trattamenti non medici (esercizio fisico, fisioterapia, dieta)

1. Varie modalità di terapia fisica (elettroterapia, esercizi di contrazione della muscolatura scheletrica del pavimento pelvico, terapia manuale dei *trigger points* miofasciali del pavimento pelvico) sembrano utili nel trattamento del DPC (*livello di evidenza B*).
2. Anche se molti studi suggeriscono che la dismenorrea è migliorata dall'esercizio fisico, non vi sono dati definitivi che lo confermino.
3. I supplementi di vitamina B1 (100 mg/die) o magnesio (dosi variabili) possono essere raccomandati per ridurre il dolore della dismenorrea (*livello di evidenza B*).

Terapia chirurgica

a) La distruzione laparoscopica delle lesioni endometriosiche dovrebbe essere considerata per ridurre il DPC associato ad endometriosi di stadio I-III (*livello di evidenza A*).
b) L'adesiolisi chirurgica dovrebbe essere considerata per ridurre il dolore in donne con aderenze coinvolgenti l'intestino; non è chiara l'efficacia in altri coinvolgimenti (*livello di evidenza B*).
c) L'isterectomia è un trattamento efficace nel 75-95% delle donne con DPC associato a sintomi propri dell'apparato riproduttivo (*livello di evidenza B*). Si stima che DPC rappresenti il 10-12% delle indicazioni alla isterectomia. Uno studio dimostra significativi miglioramenti degli *outcome* (frequenza e severità del dolore, qualità di vita) a distanza di un anno rispetto a quelli ottenuti in donne trattate con terapia medica.

4. La stimolazione dei nervi sacrali può diminuire il DPC in oltre il 60% delle donne trattate *(livello di evidenza B)*.

5. La neurectomia presacrale può essere considerata in caso di dismenorrea localizzata centralmente non responsiva ad altri trattamenti. L'ablazione dei nervi uterini o la sezione dei legamenti utero sacrali può essere considerata per la dismenorrea localizzata centralmente, ma pare essere meno efficace della neurectomia presacrale *(livello di evidenza C)*.

Supporto psicologico

1. L'associazione di psicoterapia ai trattamenti medici del DPC ne migliora la risposta *(livello di evidenza A)*.

Terapie alternative

1. Il trattamento dei *trigger points* addominali con l'applicazione di magneti può essere utilizzato per migliorare la disabilità e ridurre il dolore *(livello di evidenza B)*.
   Studi osservazionali suggeriscono il potenziale utilizzo dei campi magnetici per il dolore associato all'endometriosi, per la dispareunia e per la dismenorrea.

2. L'agopuntura e la stimolazione transcutanea dei nervi possono essere utilizzate per ridurre il dolore nella dismenorrea primaria *(livello di evidenza B)*.

Evidenze

Sono disponibili due linee guida:
- *Common Gynecologic Problems: a Guide to Diagnosis and Treatment*, disponibile online sul sito del *National Clearinghouse Guideline* all'indirizzo: www.guideline.gov
- Guidance-Endometriosis, disponibile online sul sito della "PRODIGY" all'indirizzo: www.prodigy.nhs.uk

---

QUESITO N. 4 - NELLE DONNE AFFETTE DA ENDOMETRIOSI QUALI SONO LE INDICAZIONI AL TRATTAMENTO DEL DOLORE PELVICO E QUALI STRATEGIE SONO DA PREFERIRE?

American Society of Reproductive Medicine classifica l'endometriosi in minima o stadio I, media o stadio II, moderata o stadio III e severa o stadio IV in base alla dimensione e profondità delle lesioni peritoneali ed ovariche, all'estensione delle adesioni ovariche e tubali e al grado di obliterazione posteriore del *cul de sac*. Il trattamento dell'endomatriosi non dipende tuttavia dallo stadio di malattia ma si basa sulla severità dei sintomi, sul desiderio di gravidanze, sull'età e sull'estensione di malattia. Si sta ancora discutendo se sia giusto iniziare una terapia medica senza una conferma chirurgica, certamente è ragionevole usare contraccettivi orali (CO) o progestinici per trattare il dolore pelvico in attesa della conferma diagnostica (in base all'esperienza clinica ciò è giustificato in donne che non desiderano prole e che non hanno masse pelviche obiettivabili).

La chirurgia viene generalmente presa in considerazione quando la terapia medica fallisce o se vi sono difficoltà al concepimento. Se i sintomi sono lievi e non interessa avere gravidanze, l'endometriosi può non essere trattata.

L'endometriosi diagnosticata deve essere seguita in centri specializzati soprattutto se determina infertilità.

- Terapia medica

FANS (ibuprofene, naproxene e diclofenac): è di solito la terapia preferita se i sintomi sono lievi e presenti soprattutto durante il ciclo (livello di evidenza A).

Paracetamolo: con o senza codeina può essere una alternativa se i FANS sono controindicati o scarsamente tollerati (**Tab. 2**).

Terapia ormonale (danazolo, gestrinone, analoghi del GnRH, contraccettivi orali combinati, progestinici (**Tab. 3**): aiuta ad indurre atrofia dell'endometrio ectopico; non sembra esserci differenza di efficacia tra i vari farmaci nella riduzione dei sintomi e la scelta si basa spesso sugli effetti collaterali e sulla durata del trattamento *(livello di evidenza A)* (in caso di lunga durata la scelta ricade sui contraccettivi orali o su noretisterone o didrogesterone).

-   I progestinici (noretisterone, medrossiprogesterone acetato MPA*, didrogesterone) inibiscono l'ovulazione riducendo i livelli di estrogeni. Gli effetti collaterali più frequenti includono: sanguinamenti irregolari, tensione mammaria, gonfiore, incremento ponderale, alterazioni dell'umore, cefalea e decremento della libido.

-   Gli antiprogestinici (danazolo* e gestrinone) sopprimono il rilascio delle gonadotropine prevenendo l'ovulazione (pseudo-menopausa). Vari studi documentano un miglioramento del dolore nel 70-100% dei casi.

(*) non approvato dalla FDA per questa indicazione

Gli effetti collaterali più frequenti sono incremento ponderale, acne, irsutismo, atrofia mammaria e più raramente modificazioni del tono della voce (possono essere irreversibili).

Il gestrinone ha una emivita più lunga, permettendo una somministrazione bisettimanale piuttosto che giornaliera, ed è meglio tollerato rispetto al danazolo per una minore attività androgenica.

- Gli agonisti del GnRH (GnRHa) (leuprorelina, goserelina e buserelina, disponibili in formulazione iniettabile o spray nasali) producono una "menopausa temporanea" mediante *down-regulation* della produzione di FSH e LH. Più del 95% delle donne ha un miglioramento sintomatico ma l'utilizzo è limitato a 6 mesi per la riduzione della densità ossea del 4-6% per tale periodo di utilizzo (perdita che viene recuperata entro 2 anni dalla sospensione del farmaco). Una terapia ormonale sostitutiva (*"add-back" therapy*) o un progestinico associato o meno ad estrogeno previene l'osteoporosi (*livello di evidenza B*) e minimizza gli effetti collaterali senza interferire con l'efficacia del trattamento. E' stato proposto l'uso in associazione dei bifosfonati ma al momento non ne esiste ancora l'indicazione terapeutica.

Tabella 2. Terapia medica

Analgesici	Ibuprofene	Naproxene	Diclofenac	Paracetamolo	Paracetamolo-Codeina
posologia	400-600 mg x 3/die	250 mg x 3-4/die (max 1250 mg/24h)	25-50 mg x 3/die	500 mg-1 g x 4/die (1 cp ogni 4-6 ore, max 4 g /24h)	1 cp ogni 4-6 h

Tabella 3. Terapia ormonale

	Progestinici			Antiprogestinici (II linea)		GnRHa			CO
Farmaco	Noretisterone	Didrogesterone	MPA	Danazolo	Gestrinone	Buserelina	Goserelina	Leuprorelina	
Posologia	5 mg x 2-3/die	10 mg x 2-3/die	10 mg x 3/die	200 mg x 1-4/die	2.5 mg x 2/sett	Uno spruzzo/narice ogni 8h	Una iniezione (3.6 mg) s.c ogni 4 sett	Una iniezione (3.75 mg) i.m. o s.c. ogni 4 sett	Di prima scelta le formulazioni contenenti 30-35 µg di estrogeno più un basso dosaggio di levonorgestrel (150 µg) o noretisterone (500 µg)
Durata terapia	Illimitata	Illimitata	3 mesi	6-9 mesi	6 mesi	6 mesi			Illimitata

- Terapia chirurgica

La distruzione laparoscopica delle lesioni endometriosiche dovrebbe essere considerata per ridurre il DPC associato ad endometriosi di stadio I-III (livello di evidenza A). La ricorrenza di endometriosi dopo il trattamento chirurgico conservativo varia dal 15 al 100% dei casi con una latenza media post laparotomia di 40-50 mesi.

Le tecniche laparoscopiche includono ablazione termica o laser, escissione, cistectomia ovarica e denervazione (neurectomia presacrale o ablazione dei nervi uterini, procedure in realtà scarsamente supportate da evidenze e gravate da rischio di complicanze).

Nelle donne con endometriosi ricorrente che non desiderano figli la terapia definitiva di elezione è la isterobiannessiectomia (il 90% delle donne ha risoluzione del dolore, l'efficacia si riduce al 60-70% se le ovaie non sono rimosse); vi sono comunque evidenze di ricorrenza di malattia.

La terapia medica è stata combinata con quella chirurgica per tentare di migliorare il dolore e la fertilità: il trattamento post-operatorio con danazolo, MPA o GnRHa migliora il dolore se protratto per almeno 6 mesi mentre non sembrano esserci miglioramenti sulla fertilità.

Evidenze

Sono disponibili due linee guida:
-   *Guidance-Endometriosis*, disponibile online sul sito della *PRODIGY* all'indirizzo: www.prodigy.nhs.uk
-   *The Investigation and Management of Endometriosis*, disponibile online sul sito del *National Guideline Clearinghouse* all'indirizzo: www.guideline.gov

QUESITO N 5 - QUAL È IL CORRETTO APPROCCIO TERAPEUTICO ALL'INFERTILITÀ DELLE DONNE AFFETTE DA ENDOMETRIOSI?

L'endometriosi dovrebbe essere presa in considerazione quale ipotesi eziologica in donne con infertilità inspiegata (30-50% dei casi) pur in assenza di sintomi. Non è chiaro se tutti gli stadi si associno a tale condizione; un trial multicentrico recente ha dimostrato un incremento delle gravidanze nelle donne con stadio I e II dopo la rimozione laparoscopica degli impianti, suggerendo quindi che anche l'endometriosi di minore entità può interferire con la fertilità.

- La chirurgia è il trattamento di scelta in caso di infertilità. Un trial randomizzato controllato dimostra che dolore e fertilità vengono migliorate maggiormente in donne sottoposte a cistectomia, piuttosto che a drenaggio o ablazione termica laparoscopica.
- La chirurgia migliora la fertilità in donne con endometriosi severa (soprattutto in presenza di endometriomi). Il 31% delle donne con malattia lieve-moderata sottoposto a cauterizzazione, ablazione laser e lisi di adesioni va incontro a gravidanza nell'arco dei 36 mesi successivi contro il 18% di quelle sottoposte a sola laparoscopia diagnostica (dati contrastanti). Il trattamento post-operatorio con danazolo, MPA o GnRHa non sembra efficace nel migliorare la fertilità *(livello di evidenza A)*.
- Studi recenti suggeriscono un incremento delle gravidanze nelle donne utilizzanti GnRHa nei tre mesi che precedono la fertilizzazione *in vitro* (IVF) *(livello di evidenza A)*.

Evidenze
Sono disponibili due linee guida:
- *Guidance-Endometriosis*, disponibile online sul sito della *PRODIGY* all'indirizzo: www.prodigy.nhs.uk
- *The Investigation and Management of Endometriosis*, disponibile online sul sito del *National Guideline Clearinghouse* all'indirizzo: www.guideline.gov

Ulteriori letture

- Chronic Pelvic Pain. ACOG Practice Bulletin No.51. American College of Obstetricians and Gynecologists. Obstet Gynecol 2004; 103:589-605
- Current therapy 2004 (pp. 1099-1103)
- Association for Genitourinary Medicine. Medical Specialty Society Medical Society for the Study of Venereal Diseases - Disease Specific Society. 1999 Aug (revised 2002)

Indice analitico

Indice analitico

Q

R

S

T

U